Moll

Suppenfasten

Liebe Leserin, lieber Leser,

Sie halten ein Buch mit der Kennzeichnung „Das Original von TRIAS" in den Händen – und fragen sich vielleicht, was das bedeutet? Der TRIAS Verlag legt großen Wert darauf, gemeinsam mit seinen Autorinnen und Autoren „Original-Methoden" zu entwickeln, die einzigartig sind und die von uns erstmals publiziert werden. Unsere Autorinnen und Autoren arbeiten kontinuierlich an diesen speziell für unseren Verlag entwickelten Inhalten und der Erweiterung dieser „Original-Methode". Mit unseren „Original-Methoden"-Büchern liegen Sie immer richtig – es sind allesamt Erfolgstitel im TRIAS Programm. Für das Vertrauen, das Sie uns schenken, bedanken wir uns bei dieser Gelegenheit sehr herzlich.

Ihr TRIAS Team

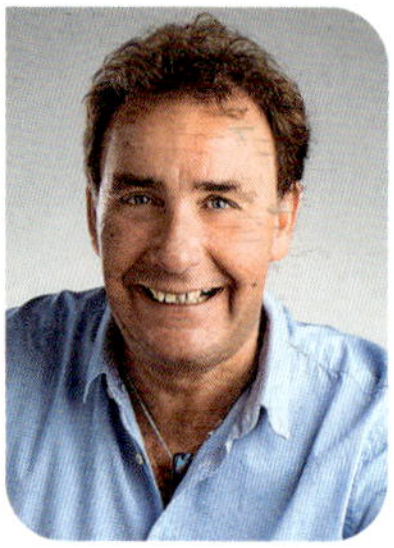

Bekanntermaßen tummeln sich in der Ernährungsbranche eher Frauen. Aber es lohnt sich durchaus, den Blick auch einmal auf die Männer zu richten – denn die machen gerne mal was ganz Besonderes. Diplom-Oecotrophologe **Ralf Moll** zum Beispiel ist Erfinder – er hat das Suppenfasten begründet. Und da Entschlacken und Entgiften nicht nur deutsche Leserinnen und Zuhörerinnen interessiert, ist der Säure-Basen-Spezialist in ganz Europa als Referent auf Kongressen und Fachmessen gefragt. In seinem Fastenwanderzentrum Birkhalde im Schwarzwald kann man mit ihm auf Tour gehen, aber auch in der Toskana oder auf den Kanaren. Sein Motto lautet: »Fasten mit Genuss und Spaß. Sie sollen sich wohlfühlen und Ihre Energie und Leichtigkeit wiederentdecken.« Und wenn Sie nicht gleich loswandern wollen, dann beginnen Sie doch einfach zu Hause mit Ralf Molls Suppenfasten.

Ralf Moll

Suppenfasten nach Moll

Abnehmen, entschlacken – und immer etwas Warmes im Bauch

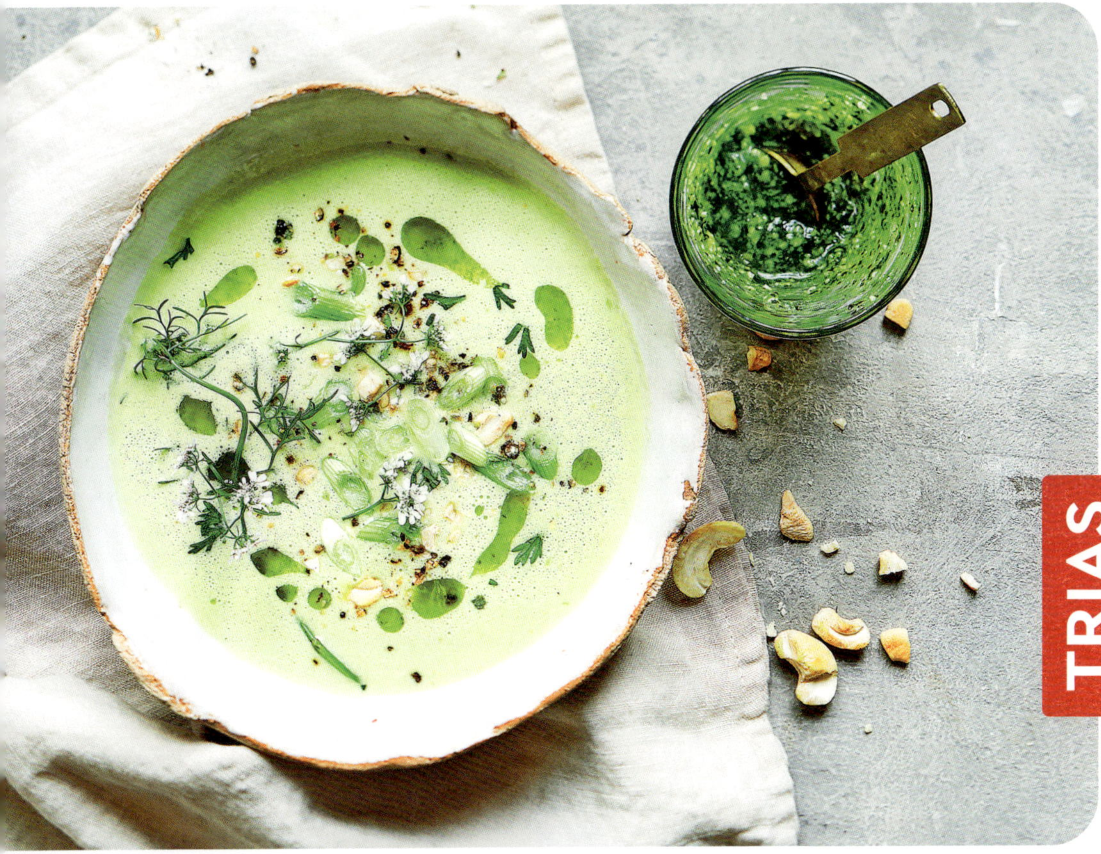

TRIAS

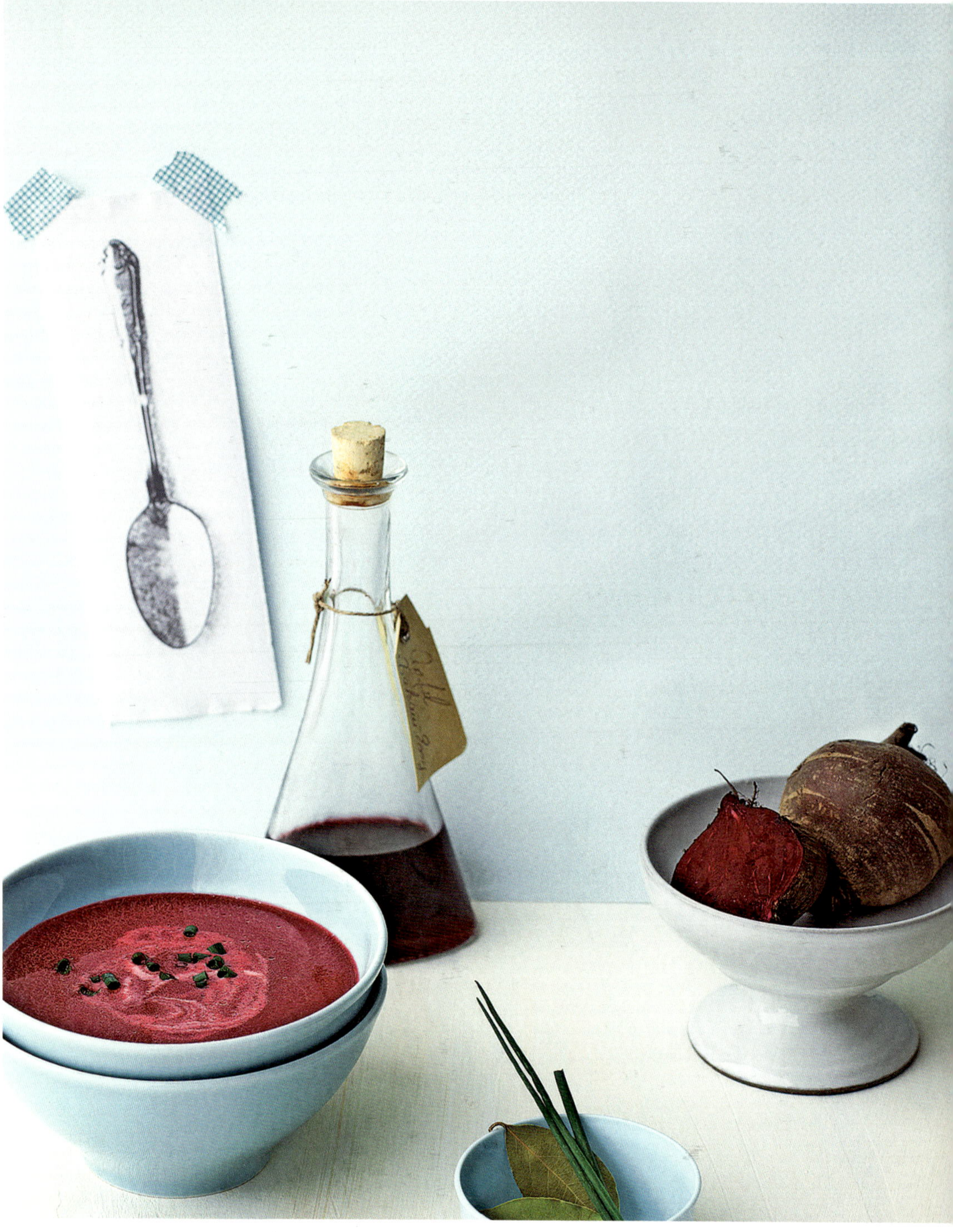

11 Suppenfasten – die Basics

12 Suppenfasten statt Diät
12 Was genau ist Suppenfasten?
15 Raus aus der Insulinfalle
16 Energiegeladen abnehmen und entsäuern

18 Unser Darm – das Tor zum Körper
20 Reichlich Wasser, Tee und frische Säfte
22 Move your Body
24 Jetzt ist der ideale Zeitpunkt!

26 Alles rund ums Suppenfasten
26 Ein paar Dinge – und los geht's
27 Kleine Wunder zur Unterstützung der Fastenwoche

32 Fasten und Arbeiten – wie geht das?
36 Motivation – mit Vorbereitung zum vollen Erfolg

38 Die Fastentage – so wird's gemacht
38 Der 1. Entlastungstag – erst mal runterkommen
41 Der 2. Entlastungstag – bald geht es richtig los
42 Der 1. richtige Fastentag – endlich Suppen
45 2. Fastentag – Übung macht den Meister
47 3. Fastentag – Routine stellt sich ein
49 4. Fastentag – heute wird's grün
50 5. Fastentag – darf's ein bisschen Wellness sein?
51 6. Fastentag – zum letzten Mal Suppe
51 Lust weiterzumachen?
52 1. Aufbautag – das Fastenbrechen feiern
53 2. Aufbautag – »gut kauen« heißt die Devise

56 Für alle Fastenfans: Intervallfasten

59 Fatburner-Suppenrezepte

100 Die Fatburner-Formel

103 Service
103 Sachverzeichnis
104 Rezeptverzeichnis

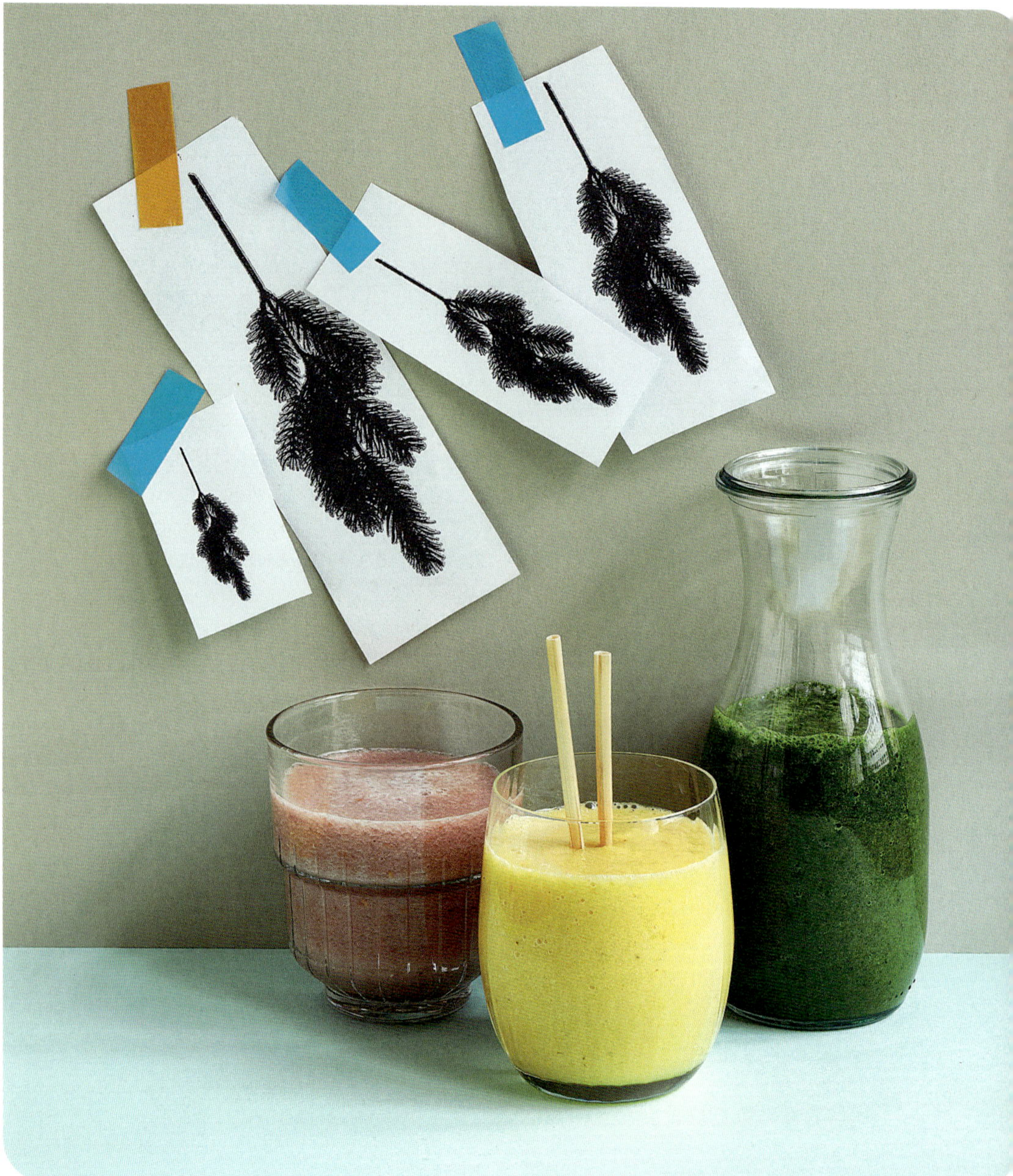

Liebe Leserin, lieber Leser!

Es freut mich sehr, dass Sie sich entschlossen haben, Ihren Körper zu entsäuern und etwas Gutes für ihn zu tun. Vor einigen Jahren habe ich das typgerechte Fasten entwickelt, das aus den drei Fastenformen Säftefasten, Früchtefasten oder Suppenfasten besteht. In meinem Fastenwanderzentrum im Schwarzwald praktizieren jährlich zahlreiche Menschen, je nach Naturell und Stoffwechsel, begeistert diese Fastenformen.

Das Fatburner-Suppenfasten ist die bei uns am meisten angewendete Fastenform, da der Stoffwechsel durch die leckeren basischen Suppen bei der Entsäuerung, Ausscheidung und Gewichtsabnahme hervorragend unterstützt wird. Sie verspüren kein Hungergefühl, frieren nicht und Ihr Magen-Darm-Trakt wird gleichzeitig geschont und saniert. Ich wünsche mir, dass Fasten allen Menschen Spaß macht und einen festen Platz im Rahmen der Gesundheitsprophylaxe und Therapie in der Ernährungsmedizin bekommt.

Sie finden in diesem Buch über 55 Suppenrezepte und einen 10-Tage-Fastenplan, den Sie zu Hause mit Spaß durchführen können. Sie werden sich am Ende der Woche leistungsstark und energiegeladen fühlen – und haben ganz nebenbei bis zu 6 kg an Gewicht verloren.

Viel Vergnügen beim Suppenfasten wünscht Ihnen

Ralf Moll

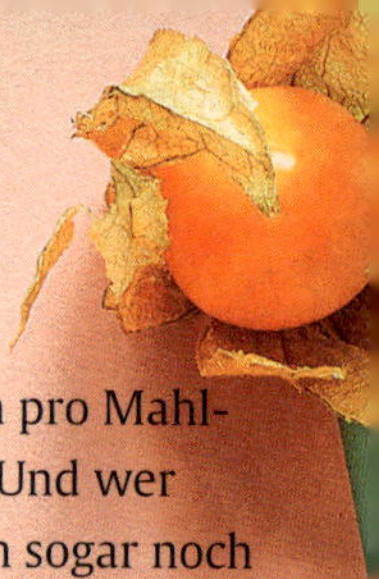

Mein perfekter Suppentag

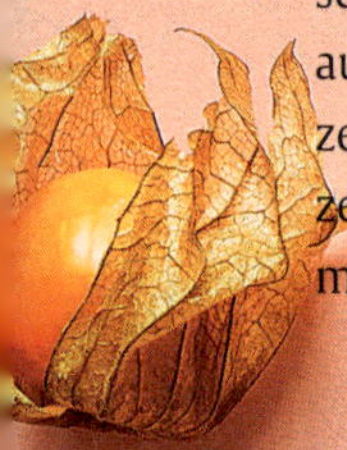

Suppenfasten heißt Verwöhnen. Es schmeichelt dem Magen, dem Darm, aber auch der Zunge. Denn unsere Suppenrezepte sind vielfach erprobt und überzeugen sogar Feinschmecker. Außerdem muss beim Suppenfasten nach Moll niemand hungern: Sie dürfen pro Mahlzeit 1–2 Teller Suppe löffeln. Und wer mag, darf sich zwischendurch sogar noch einen leckeren Smoothie zubereiten. Das bedeutet: Vitamine und Fitness-Stoffe satt! So schmeckt Fasten richtig gut!

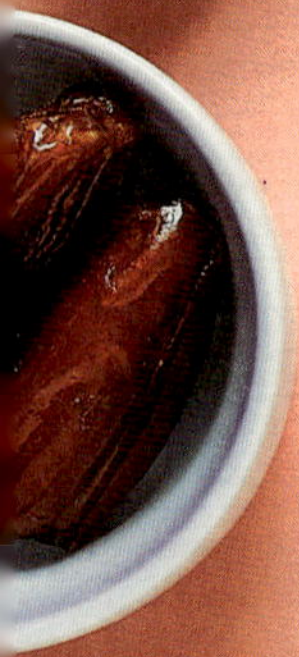

Morgens

Reisflocken-Kokos-Suppe

Für 1 Person (2 Teller)

40 g Reisflocken (am besten bio) • 1 Prise Salz • 2 getrocknete Datteln • 2 EL Kokosmilch • 6 Physalis • 1 TL Walnussöl

- Reisflocken in einen Topf geben, 400 ml Wasser zufügen und die Flocken 5 Minuten quellen lassen. Salz zugeben und die Flocken 5 Minuten köcheln lassen.
- Datteln entsteinen und in feine Streifen schneiden. Kokosmilch und Datteln unter die Reiscreme rühren, weitere 2 Minuten köcheln lassen. Nach Bedarf etwas mehr Wasser zugeben.
- Physalis aus der Hülle lösen, Früchte abreiben und halbieren. Suppe mit den Früchten in einem Teller anrichten und zum Schluss das Nussöl daraufträufeln.

Mittags

Süßkartoffel-Feigen-Suppe

Für 1 Person (2 Teller)

1 kleine Zwiebel • 1 kleine Süßkartoffel (ca. 250 g) • 1 Soft-Trockenfeige • 1 EL Kokosöl • 400 ml Gemüsebrühe • Pfeffer • Chili • Kardamom • 1 EL Balsamessig

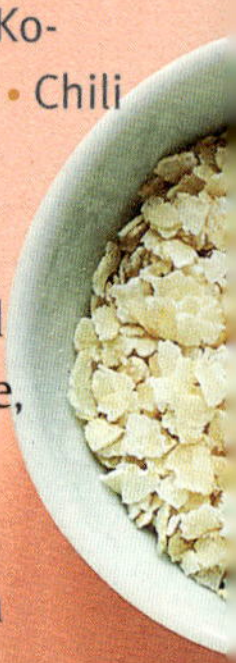

- Zwiebel fein würfeln. Süßkartoffel schälen und in mundgerechte Stücke, Feige in feine Streifen schneiden.
- Öl erhitzen. Zwiebel unter Rühren darin anschwitzen. Süßkartoffel, Feige und Brühe zugeben. Mit Pfeffer, Chili, Kardamom und Essig würzen. Zugedeckt ca. 10 Minuten köcheln.
- Mit dem Pürierstab zu einer sämigen Suppe verarbeiten. Nochmals abschmecken und servieren.

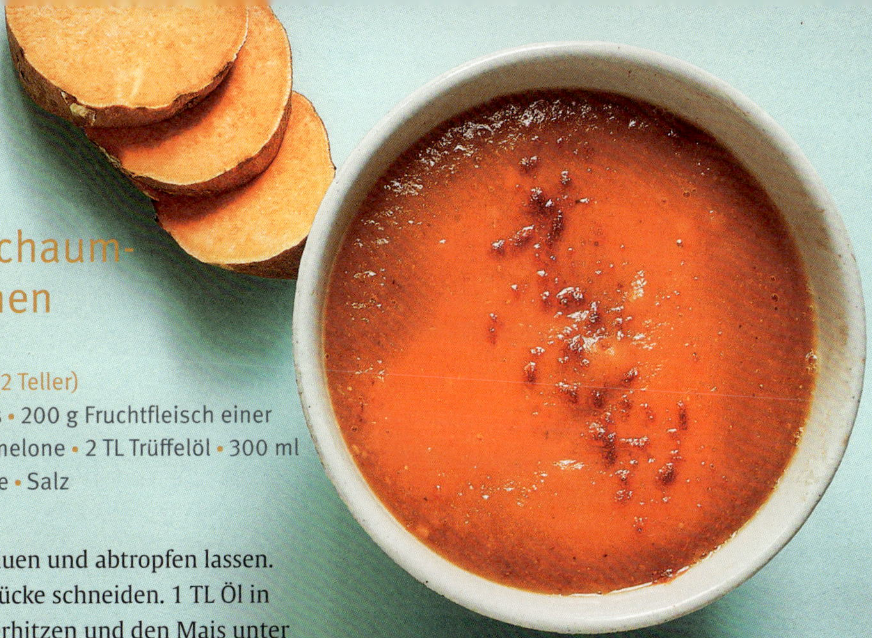

Abends

Mais-Schaum-süppchen

Für 1 Person (2 Teller)

150 g TK-Mais • 200 g Fruchtfleisch einer reifen Honigmelone • 2 TL Trüffelöl • 300 ml Gemüsebrühe • Salz

- Mais auftauen und abtropfen lassen. Melone in Stücke schneiden. 1 TL Öl in einem Topf erhitzen und den Mais unter Rühren 5 Minuten andünsten.

- Melonenstücke und Brühe zugeben, zugedeckt ca. 12 Minuten köcheln lassen. Suppe mit dem Stabmixer fein pürieren und durch ein Sieb streichen.

- Zum Schluss noch einmal kurz aufpürieren, damit die Suppe leicht schaumig wird. Mit Salz abschmecken. Mit restlichem Öl beträufelt anrichten.

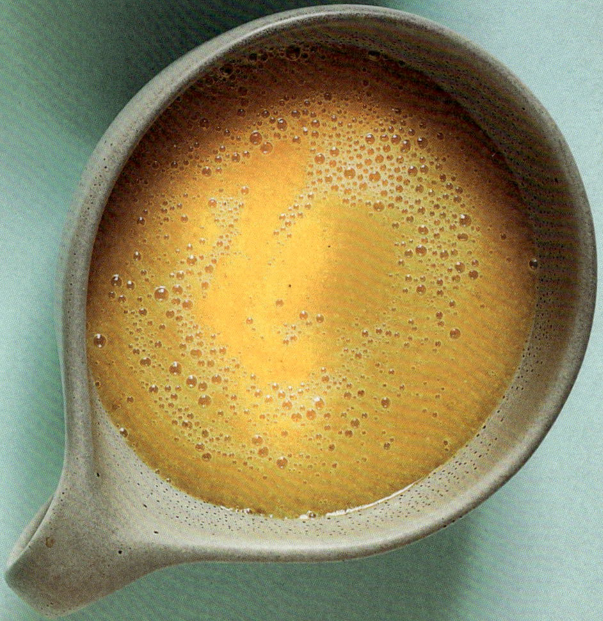

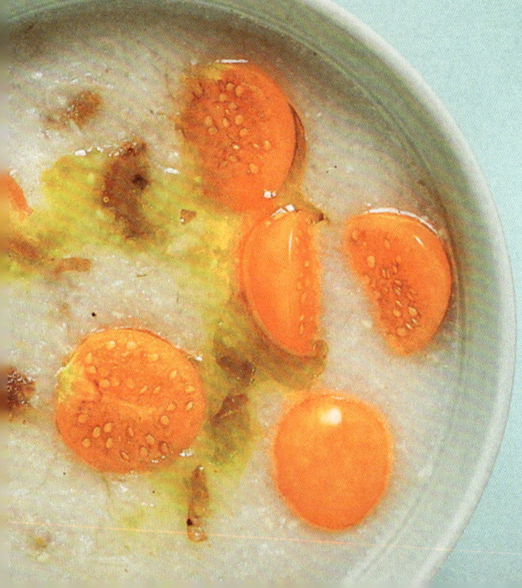

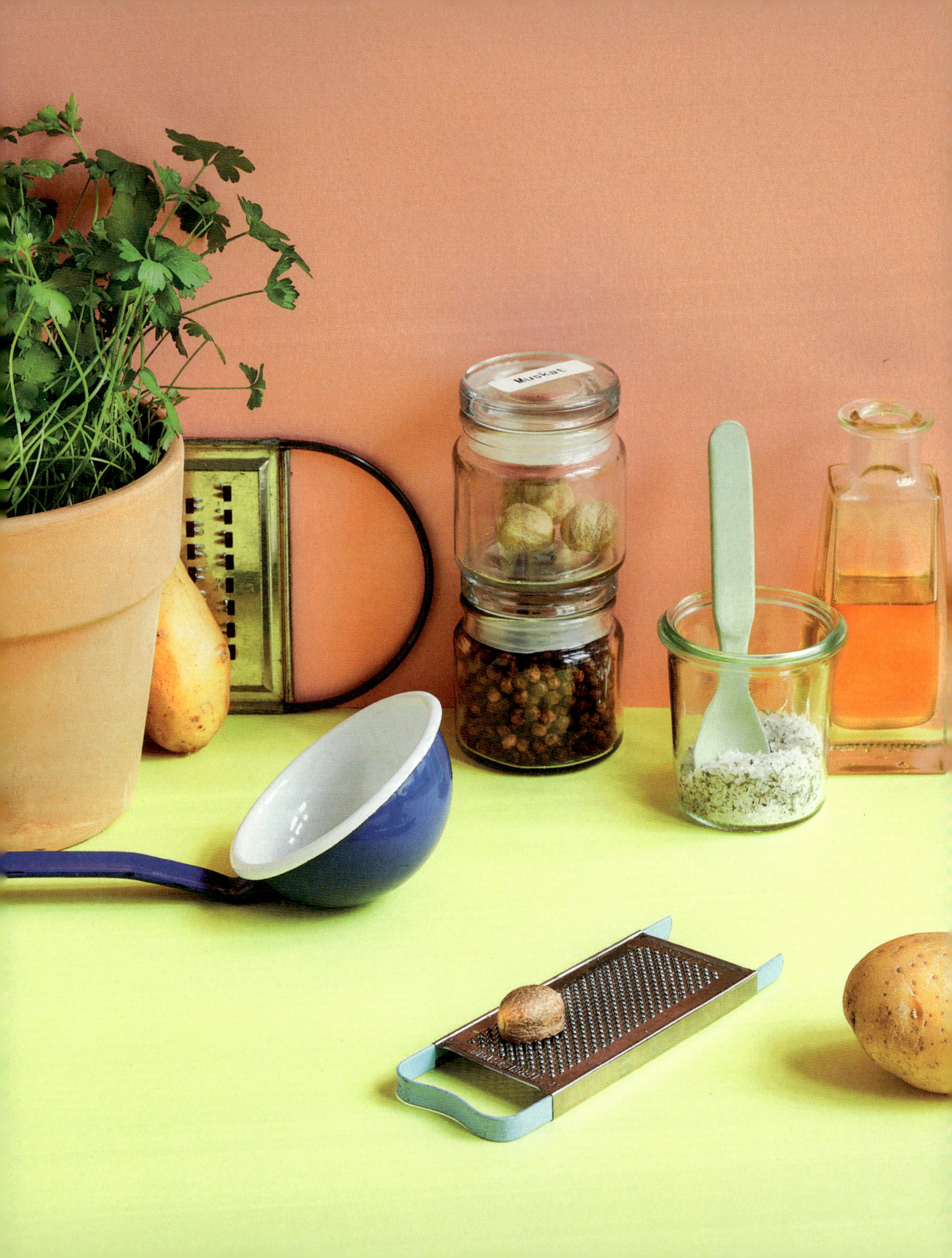
Muskat

Suppenfasten – die Basics

Suppenfasten ist ideal zum Entschlacken und Abnehmen oder wenn Sie Ihrem Körper einfach mal etwas Gutes tun wollen – kein Problem auch im Berufsalltag.

Suppenfasten statt Diät

Haben Sie auch oft mit dem Gedanken gespielt, abzunehmen, sich leichter zu fühlen und nebenbei noch mehr Power zu haben? Und irgendwie hat das nie geklappt? Mit dem original Suppenfasten nach Moll werden Sie Erfolg haben!

Alle Diäten haben das Problem, dass sie zeitlich begrenzt sind und dass man nachher zu schnell in seine alten Gewohnheiten zurückfällt. Denn der Körper bildet in Zeiten geringer Kalorienzufuhr vermehrt Fettzellen, um sich vor einem erneuten Notfall zu schützen. Wenn Sie nach der Diät dann wieder normal essen, werden diese Fettzellen gefüllt und Sie nehmen wieder zu. Kurzum: Diäten machen dick. Zudem entsäuern Sie während einer Diät nicht, sondern Sie verlieren überwiegend Wasser, besonders dann, wenn Sie sich nicht bewegen. Beim Suppenfasten hingegen werden der Stoffwechsel und somit die Fettverbrennung angeregt und zusätzlich Säuren ausgeschieden.

Es gibt mittlerweile so viele Diätversager, weil den Menschen starre Regeln auferlegt werden, die sie langfristig nicht einhalten können. Dadurch geht das Gefühl für den eigenen Körper immer mehr verloren. Diäten führen nicht zu einer langfristigen Veränderung des Ernährungsverhaltens.

Was genau ist Suppenfasten?

Suppenfasten ist keine Diät, sondern der bewusste Verzicht auf feste Nahrung. Richtig durchgeführtes Suppenfasten ist ein idealer Impuls für den Einstieg in

25 Jahren weiß ich, dass Personen, die regelmäßig zweimal im Jahr suppenfasten, durch die direkte Gewichtsabnahme und die Veränderung des Lebensstils ihr Wohlfühlgewicht erzielen und langfristig halten – ohne Diät. Nur zehn Fastentage inklusive je zweier Entlastungs- und Aufbautage sind nötig. Vergessen Sie für diese Zeit Ihre bisherigen Belohnungen wie Schokolade, und verwöhnen Sie sich lieber mit Massagen, Sauna und am Ende mit dem Blick auf die Waage.

ein neues Leben. Im Vergleich zu anderen Fastenarten haben die speziellen Gemüsesuppen den Vorteil, dass sie satt machen und Sie leistungsfähig bleiben. Deshalb ist das original Suppenfasten nach Moll auch mit dem Berufsleben vereinbar. Unterstützt wird das Suppenfasten durch frisch gepresste Säfte, Tee und Wasser, damit die Ausscheidung und der Fettabbau optimal forciert werden.

Unsere Suppenfastenwoche wird Ihnen Spaß machen, da Sie nicht nur Gewicht verlieren, sondern sich auch von Tag zu Tag frischer und vitaler fühlen werden. Aus meiner langjährigen Erfahrung mit Tausenden von Fastern aus über

Fasten: von den Fettreserven leben

Die Stoffwechselveränderungen beim Fasten mit der Umstellung von äußerer auf innere Ernährung haben seit Jahrtausenden die Menschen in knappen Zeiten überleben lassen. Otto Buchinger entwickelte 1925 das Heilfasten. Er fastete mit Tee, Wasser, Säften und Gemüsebrühe und heilte sich damit von schwerem Rheuma. Das original Suppenfasten nach Moll ist eine Weiterentwicklung: Sie fasten mit leckeren basischen Gemüsesuppen, die den Stoffwechsel entsäuern.

Satt essen und trotzdem abnehmen

Sie essen dreimal täglich ein bis zwei Teller Gemüse-, Obst- oder Hafercremesuppe. Mit einem Glas frisch gepresstem Saft und jeder Menge frischem Wasser und Tee unterstützen Sie den Körper zusätzlich, denn die frei werdenden Fettsäuren müssen zusammen mit den Fastensäuren so schnell wie möglich ausgeschieden werden. Wie dies alles funktioniert und was sonst noch wichtig ist, erkläre ich auf den folgenden Seiten.

Unter den über 55 Rezepten finden Sie auch eine rote (Seite 68) und eine grüne Basis-Suppe (Seite 89), die sich kinderleicht zu verschiedenen Suppen variieren lassen. Einfach am Abend vorher vorkochen und am nächsten Tag, wenn es schnell gehen muss, genießen. Die Suppen sind durch den Kartoffel-, Gemüse- und Getreideanteil schön cremig, sie sättigen, reinigen den Darm und wärmen den Körper. Dies regt die Ausscheidung an und fördert zudem mit den wärmenden Gewürzen (z. B. Ingwer, Kurkuma, schwarzer Pfeffer) die Entsäuerung. Besonders Menschen, die leicht frieren und sonst sehr schlecht abnehmen, werden von unseren Suppen profitieren, da sie das Entschlackungsfeuer anregen.

Straffer Body und gute Laune

Normalerweise bezieht der Körper seine Energie aus der Verbrennung von Kohlenhydraten (aus Brot, Nudeln oder Reis), die jedoch im Fasten nicht oder nur sehr wenig zur Verfügung stehen. Die Kohlenhydratreserven reichen im Körper nur einen Tag. Ab dem zweiten Fastentag werden die Fettpölsterchen automatisch schrumpfen – umso mehr, je mehr Sie sich in dieser Zeit bewegen. Im Vergleich zu üblichen Diäten werden beim Suppenfasten durch den sinkenden Insulinspiegel die Fettzellen geöffnet und Fettsäuren verbrannt, um daraus Energie zu gewinnen. Jetzt kommt die Bewegung ins Spiel: Spaziergänge, Wandern, Walking, Fahrradfahren oder Schwimmen – dadurch verhindern Sie, dass Muskeleiweiß abgebaut wird. Im Vergleich zu anderen Diäten wird Ihre Figur gestrafft.

Außerdem sinken die Stresshormone und die Wachstumshormone, bekannt als Anti-Aging-Hormone, steigen deutlich an. Endorphine, die sogenannten Glückshormone wie z. B. Serotonin, werden verstärkt gebildet. Es ist inzwischen bewiesen, dass Fasten langfristig den Alterungsprozess verlangsamt.

Raus aus der Insulinfalle

Gehören Sie auch zu den Menschen, die den ganzen Tag irgendetwas Süßes essen und so den Insulinspiegel hochhalten? Morgens ein Brötchen mit Marmelade und Milchkaffee mit Zucker, in der Pause ein Stückchen Schokolade, mittags ein süßer Nachtisch und zum Nachmittagstee Kuchen oder ein paar Kekse, abends Limo oder Lakritze. Solange Sie ständig isolierten, versteckten Zucker über den ganzen Tag essen, ist die Fettverbrennung komplett blockiert. Der Muskel verwendet als Brennstoff immer zuerst Zucker und lässt das Fett dort liegen, wo Sie es nicht haben wollen – an Bauch, Hüften und Po. Ihr Insulinspiegel ist den ganzen Tag über erhöht. Herzlichen Glückwunsch, Sie sitzen in der Insulinfalle!

Insulin ist unser Dickmacherhormon, das von der Bauchspeicheldrüse produziert wird. Seine Hauptaufgabe besteht darin, den Blutzuckerspiegel konstant zu halten und die Nährstoffe zu den Zellen zu transportieren. Insulin wird von Kohlenhydraten gelockt: besonders von Süßem. Sie versetzen den Körper in eine Schocksituation, da plötzlich zu viel Zucker im Blut ist. Die Bauchspeicheldrüse produziert schnell viel Insulin, um den Zucker aus dem Blut in die Muskelzellen zu bringen. Da aber die Muskelzellen meist satt sind und noch genügend Energie von der vorherigen Mahlzeit haben, wird der Überschuss zusammen mit den Fetten im Fettgewebe deponiert. Die Fettverbrennung ist bei ständigem Zuckerangebot und erhöhtem Insulinspiegel den ganzen Tag blockiert.

Vitalstoffe gegen Hüftspeck

Beim Suppenfasten ist Ihr Blutzuckerspiegel so niedrig, dass weniger Insulin benötigt wird. Der Gegenspieler von Insulin heißt Glucagon, ein Hormon, das die Fettzellen öffnet. In der Fastenzeit steigt der Glucagonspiegel an, der Fettabbau kommt auf Touren – insbesondere mit regelmäßiger Bewegung. Glucagon kann jedoch nur den Hüft- und Pospeck abbauen, wenn der Insulinspiegel niedrig ist, also besonders in der Fastenzeit, wenn Sie wenige Kohlenhydrate essen. Das Fett aus den Fettzellen wird in den Muskelzellen verbrannt, damit der Körper Energie produziert. Dafür sind besonders die Vitalstoffe Vitamin C, Eisen, Chrom und Magnesium notwendig. Genau diese Stoffe sind in unseren Fatburner-Suppen und frisch gepressten Säften enthalten.

Energiegeladen abnehmen und entsäuern

Kennen Sie das auch: Sie halten Diät und verlieren dennoch kaum an Gewicht? Dann ist Ihr Körper wahrscheinlich verschlackt. Auch brüchige Fingernägel, stumpfe Haare, Cellulite oder unreine Haut können Anzeichen einer Übersäuerung sein. Durch Übersäuerung wird eine Gewichtsabnahme verhindert. Schlacken sind Säuren oder Salze, die im Stoffwechsel entstehen, wie z. B. Harnsäure in Haut, Bindegewebe und Gelenken. Aber auch Konservierungs-, Farb-, Aromastoffe, Pestizide und Schwermetalle werden als Schlackenstoffe bezeichnet. Schlacken werden üblicherweise nicht über Darm und Nieren ausgeschieden, sondern im Körper zwischengelagert. Aus diesem Zwischenlager im Bindegewebe wird oft ein Endlager. Damit ist jetzt Schluss! Denn all diese Stoffe werden durch die Suppenwoche ausgeschieden.

Sie haben in nur zehn Fastentagen einen enormen Erfolg, keine endlos langen Diäten, die Sie unzufrieden machen und Ihnen Energie rauben. Sie werden schon nach zwei Suppentagen merken, wie gut Sie sich fühlen und dass Entschlacken mehr bedeutet, als nur Gewicht zu verlieren. Sie sind die ganze Zeit gut gelaunt und voller Energie, und das alles ohne Hungergefühl.

Sie werden nicht nur abnehmen, sondern auch Ihren Stoffwechsel reinigen. Ihre Haut wird schöner und Cellulite bessert sich.

Gesunder Darm

Um die sauren Stoffe zu neutralisieren, braucht der Körper den Gegenspieler der Säuren, nämlich die Basen. Mit Obst, Getreide, Kartoffeln und Gemüse während des Suppenfastens nehmen Sie nur basische Nahrungsmittel zu sich. Der hohe Anteil sekundärer Pflanzenstoffe fördert die Entschlackung – das Bindegewebe traut sich nun, seine Säuren auszuscheiden.

Kalium aus Kartoffeln und Früchten ist der ideale Gegenspieler von Natrium, das zusammen mit Chlorid Kochsalz bildet. Durch die salzreiche Ernährung speichern Menschen bis zu 1,5 kg Wasser allein im Bauchraum, das nicht ausgeschieden werden kann. Kalium fördert die Wasserausscheidung und formt Oberschenkel und Bauch.

Die Faserstoffe im Gemüse putzen den Darm durch und schwemmen überflüssiges Gewebewasser aus. Der Darm kann alte, kranke Zellen abstoßen und wird gereinigt. Der Stuhlgang normalisiert sich, Blähungen werden vermieden.

Aus dem Dünndarm werden täglich etwa acht bis zehn Liter basische Verdauungssäfte über den Blutweg zurück in den Körper geschickt. Dieser Kreislauf ist beim Fasten nahezu unterbrochen. Auch Allergene wandern nicht über den Darm ins Blut. Eine Darm-Leber-Vergiftung, die besonders bei gestörter Darmflora und Darmschleimhautentzündung auftritt, läuft beim Fasten nicht ab.

Während des Suppenfastens werden kaum Verdauungssäfte gebildet – das entlastet den Darm zusätzlich. Denn normalerweise benötigt unsere Verdauung mit herkömmlicher Ernährung etwa 30 Prozent der zur Verfügung stehenden Energie!

Essen nach dem Insulinprinzip – Essen nach dem Säure-Basen-Prinzip

Wissenschaftliche Untersuchungen bestätigen, dass man überwiegend basische Lebensmittel essen sollte, um vital und leistungsfähig zu bleiben. Sie dürfen also nach dem Fasten alle gesunden, basischen Lebensmittel wieder essen und werden trotzdem Ihr Gewicht halten oder weiter abnehmen. Während des Suppenfastens verwenden wir basische Lebensmittel, die die Fettverbrennungshormone ankurbeln.

Wichtig ist, dass Sie die Suppen frisch kochen. Dosen- oder Tütensuppen enthalten zu viel Salz, Zucker und Konservierungsstoffe. Soll es doch einmal besonders schnell gehen, greifen Sie auf die »Ralf Moll Fastensuppen« zurück. Diese bestehen aus biologischen Zutaten und kommen ohne Konservierungsstoffe aus. Einfach bestellen und erwärmen! (Link siehe Empfehlungen Seite 106)

Unser Darm – das Tor zum Körper

Unsere Haut ist ungefähr 2 m^2 groß und bildet eine Schutzschicht vor äußeren Einflüssen. Der Darm hat sogar eine Oberfläche von 500 m^2! Diese »innere Haut« hat die gleiche Aufgabe wie unsere äußere: Schutz vor schädigenden Einflüssen oder Substanzen.

Aber der Darm hat noch eine weitere Aufgabe: Er soll auch Stoffe in den Körper, in unser Blut lassen, die wir zum Leben dringend benötigen, nämlich Nährstoffe wie Fette, Kohlenhydrate, Eiweiße, Vitamine und Mineralstoffe. Er trifft also täglich eine Unmenge von Entscheidungen: Ist das ein Freund oder ein Feind? Die Nährstoffe sollen durchgelassen werden, schädliche Keime oder Giftstoffe nicht.

Dazu hat der Darm vier Abwehrschichten etabliert. Die erste Schicht ist wohl auch die spannendste: die Darmbakterien. An vorderster Front leben über 500 verschiedene Völker mit uns in Symbiose. Symbiose bedeutet das Zusammenleben unterschiedlicher Lebewesen zu beidseitigem Nutzen. Sie bilden maßgeblichen Schutz für uns und wir füttern sie dafür. Diese Darmbakterien, auch Darmflora genannt, machen fremde Keime unschädlich und stellen ein Milieu her, in dem sich Krankheitserreger nicht wohlfühlen. Dass diese lebenden Völker über unsere Nahrungsreste versorgt werden, ist wohl einleuchtend, denn von irgendetwas müssen sie ja leben. Eine basische Ernährung mit ausreichend Ballaststoffen (z. B. in Hafer, Gemüse und Obst) bildet die optimale Lebensgrundlage für diese freundlichen Gesellen. Wenn die Darmflora bekommt, was sie am liebsten mag, produziert sie wiederum Stoffe, die unsere Darmwandzellen ernähren. Süßigkeiten, Weißmehl, schlechte Fette und zu viel tierisches Eiweiß sind hier kontraproduktiv.

Warum ist Fasten gut für den Darm?

Im Alltag wird die Darmschleimhaut permanent mit allen möglichen Nahrungs- und Genussmitteln befeuert, sodass für Reparaturen kaum Zeit bleibt. Wenn wir fasten, nehmen wir kaum Nahrung auf. Unsere Fastensuppen sind schonend und verlangen so wenig Arbeit vom Darm, dass sich dieser richtig regenerieren kann. Statt auf »Aufnahme« programmiert zu sein, wie im Alltag, stellt der Darm im Fasten auf »Abgabe« – und das ist enorm wichtig. Die Darmwandzellen können endlich einmal aufatmen und werden Altlasten los, denn gerade der Dickdarm neigt zu Ablagerungen. Diese sind potenzielle Nährböden für Fäulniskeime und blockieren außerdem die Versorgung mit Nahrung für die Darmwandzellen, die von der Darmflora produziert werden. Ist diese Versorgung nicht gewährleistet, wird der Darm immer schwächer und träger.

Setzt sich das fort, lässt diese Barrierefunktion nach und man spricht vom »Leaky Gut«, dem löchrigen Darm. Nun stehen Giftstoffen und Entzündungsstoffen Tür und Tor in den Körper offen und Probleme breiten sich vom Darm auf den ganzen Körper aus. Diese Stoffe, die durch den Darm eigentlich gar nicht ins Körperinnere gelangen sollten, rufen kleine schwelende Entzündungsherde im ganzen Körper hervor, es kommt zu »stillen Entzündungen«. Diese ihrerseits stehen im Verdacht, verschiedenste Erkrankungen auszulösen, wie Herzinfarkt, Diabetes, Autoimmunerkrankungen und vieles mehr. Ein Teufelskreis entsteht.

Durch das schonende Fasten mit basischen warmen Suppen kommt der Darm endlich zur Ruhe und kann an dieser Schwachstelle arbeiten. Die Schleimhäute regenerieren, die Darmwand wird wieder stabiler und Entzündungen gehen zurück.

Die Darmflora ist übrigens auch dafür verantwortlich, wie wir uns fühlen. Auch das ist ein Grund für das oft beschriebene »Fastenhoch«. Wenn die guten Bakterien gestärkt werden, fühlen wir uns einfach besser. Auch der Sättigungsmechanismus ist von ihnen abhängig. Wohnen die falschen Bakterien im Darm, ist er gestört und wir essen immer weiter und nehmen unweigerlich zu. Nicht umsonst ist der Darm Dreh- und Angelpunkt für unsere gesamte Gesundheit, geistig wie körperlich.

Mini-Kur für Ihre Gesundheit

Beim Suppenfasten wird das Gefäßsystem entlastet und das Blut gereinigt. Das Herz wird wieder besser mit Sauerstoff versorgt, der Blutdruck sinkt, ebenso die Cholesterin- und Triglyzeridwerte im Blut. Ferner scheidet der Körper Entzündungsstoffe aus: Die Vorstufe für Entzündungsstoffe, die Arachidonsäure, nehmen wir beim Fasten nicht zu uns – sie kommt primär in Wurst und Fleisch vor. Auch Sonnenblumen-, Distel- und Maiskeimöl sind durch ihren hohen Gehalt an Omega-6-Fettsäuren die Vorstufe für Arachidonsäure. Deshalb bereiten Sie unsere Fatburner-Suppen mit gutem Olivenöl zu. Aus Olivenöl baut der Körper keine Entzündungsstoffe auf, es wirkt gefäßreinigend und cholesterinsenkend. Aus diesem Grund sollten Sie in der Suppenwoche auch keine Margarine essen. Weitere Informationen zu wertvollen Bio-Speiseölen erhalten Sie im Fastenshop (Link siehe Empfehlungen Seite 106).

Reichlich Wasser, Tee und frische Säfte

Trinken Sie in der Fastenwoche reichlich Wasser, Tee und frisch gepresste Säfte. Dadurch verstärken Sie die Fettverbrennung und die Entschlackung. Die Formel lautet: 1 zu 2. Also etwa 2 Liter Wasser und 1 Liter Tee täglich. Am besten eignet sich kohlensäurefreies oder stilles Wasser, da Sprudelwasser Säuren liefert.

Fatburner-Säfte: Frisch gepresste Säfte sind reich an Enzymen, Fruchtsäuren, Mineralien und Vitamin C, die im Teamwork die Fettverbrennung ankurbeln und überflüssiges Gewebewasser ausschwemmen. Beispielsweise kommt das Enzym Bromelain nur in der Ananas vor: Es baut belastende Eiweißrückstände im Darm ab. Gekaufte Säfte aus der Flasche enthalten hingegen zu wenig lebende Enzyme, da sie erhitzt oder konzentriert sind.

Blitz-Smoothies: Falls Sie keinen Entsafter haben oder Ihnen das zu viel Arbeit macht, so wählen Sie einfach einen unserer Blitz-Smoothies (Seite 34) aus. Mit diesen können Sie jeden Saft ersetzen. Sie gehen blitzschnell und passen so auch in den Berufsalltag.

Besser nicht: Alkohol blockiert die Gewichtsabnahme und die Entschlackung. Verzichten Sie beim Fasten unbedingt darauf. Auch Kaffee eignet sich nicht, da die Röststoffe Schwerstarbeit für die Leber sind. Und die Leber hat im Fasten schon genug zu tun, um die gesamte Entschlackungsarbeit zu leisten. Schleichen Sie Ihren Kaffeekonsum langsam aus, reduzieren Sie sanft die Dosis. Sie können auch schon eine Woche vor Fastenbeginn jeden Tag eine Tasse weniger trinken und bei Fastenbeginn ganz auf ihn verzichten. An den Schläfen können Druckgefühle in Form von leichten Kopfschmerzen auftreten, die jedoch nach einem Tag vorübergehen.

Grüner Tee: Gegen Kopfschmerzen durch Kaffeeentzug hilft grüner Tee. Grüner Tee ist unfermentierter schwarzer Tee und deshalb koffeinhaltig. Er ist in der Fatburner-Suppenwoche erlaubt, liefert wertvolle Antioxidanzien und ist sehr gut verträglich. Sollte sich doch ein leichter Kopfschmerz einstellen, reiben Sie Ihre Schläfen mit Pfefferminzöl ein. Sie können auch bei einsetzendem Kopfdruck reichlich Wasser trinken. Oder Sie starten dann mit einem zusätzlichen Einlauf, z. B. auch nachmittags – dies reinigt den Darm und hilft darüber hinaus oft bei Kopfschmerzen.

Tipps zum Trinken: Die Grundregel heißt: mäßig, aber regelmäßig über den Tag verteilt trinken.

- Trinken Sie morgens bis 10 Uhr einen Liter, mittags bis etwa 14 Uhr den zweiten und bis 18 Uhr den dritten Liter Wasser oder Tee. So müssen Sie nachts nicht zu oft Wasser lassen.
- Trinken Sie morgens direkt nach dem Aufstehen zwei Gläser Wasser – so werden Sie die Fastensäuren der Nacht schnell los.

Gewürztee hemmt Entzündungen

Die Gewürze Kurkuma, Zimt und Ingwer zählen zu den antientzündlichen Gewürzen. Sie greifen direkt in die Arachidonsäurekaskade ein und verhindern die Bildung von Entzündungsstoffen. Unsere Fatburner-Suppen enthalten eine Vielzahl dieser entzündungshemmenden Gewürze. Einen Gewürztee können Sie aus einem halben Teelöffel Kurkuma, einem halben Teelöffel Zimt und einem kleinen Stück geriebenem Ingwer zubereiten. Einfach mit einem halben Liter heißem Wasser überbrühen und über den Tag verteilt trinken.

- Stellen Sie eine Flasche Wasser an Orte, an denen Sie tagsüber oft vorbeigehen.
- Tee ist ein sehr guter Partner beim Abnehmen und Entsäuern. Sein Geheimnis: das Zusammenwirken von ätherischen Ölen, Gerb- und Bitterstoffen sowie bioaktiven Substanzen. Er ersetzt aber nicht das Trinken von kohlensäurefreiem Wasser, denn Wasser bindet Giftstoffe besser und entschlackt intensiver.
- Trinken Sie morgens und abends, wenn Sie mögen, eine heiße Zitrone.
- Gönnen Sie sich einen frisch gepressten Saft oder Smoothie am Tag, er fördert den Fettabbau.
- Ihr Urin sollte am zweiten Tag klar und durchsichtig sein.

Move your Body

Gehören Sie auch zu den Menschen, die irgendwann mit dem Sport aufgehört oder ihn erheblich reduziert haben? Sitzen Sie auch manchmal lieber auf der Couch, als noch richtig aktiv zu sein? Zusätzlich haben Sie immer mehr Stress? Doch wie will man ihn kompensieren, wenn die Bewegung wegfällt? Vielleicht mit gutem Essen: Pasta, Schokolade, Kuchen – und schon zeigt die Waage jedes Jahr ein bisschen mehr. Damit ist jetzt Schluss, denn Sie haben die Möglichkeit, neu anzufangen. Nutzen Sie diese Chance.

Der beste Fatburner: Muskeln

Der beste Fettkiller in der Fastenzeit neben den Suppen heißt Bewegung. Dadurch beugen Sie übermäßigem Abbau von Muskeleiweiß vor, denn ein Muskel, der benutzt wird, macht nicht schlapp. Darüber hinaus ist der Eiweißabbau beim Suppenfasten ohnehin nicht möglich, da etwas Kohlenhydrate gegessen werden. Und nach dem Fasten werden sogar wieder gesunde Eiweißstrukturen aufgebaut.

Die Muskulatur ist ein stoffwechselaktives Gewebe, das auch in den Stunden des Tages, in denen man nicht körperlich aktiv ist, sehr viel mehr Energie verbraucht als das Fettgewebe. Und dazu kommt noch der sogenannte Nachbrenneffekt: Der Regenerationsstoffwechsel läuft noch Stunden nach körperlicher Aktivität auf Hochtouren und sorgt für eine erhöhte Fettverbrennung. Um diesen Nachbrenneffekt zu erzielen, darf es bei der Bewegung auch mal richtig zügig zugehen. Geben Sie beim Joggen, Walken

» Rapunzelsuppe, Rezept Seite 98

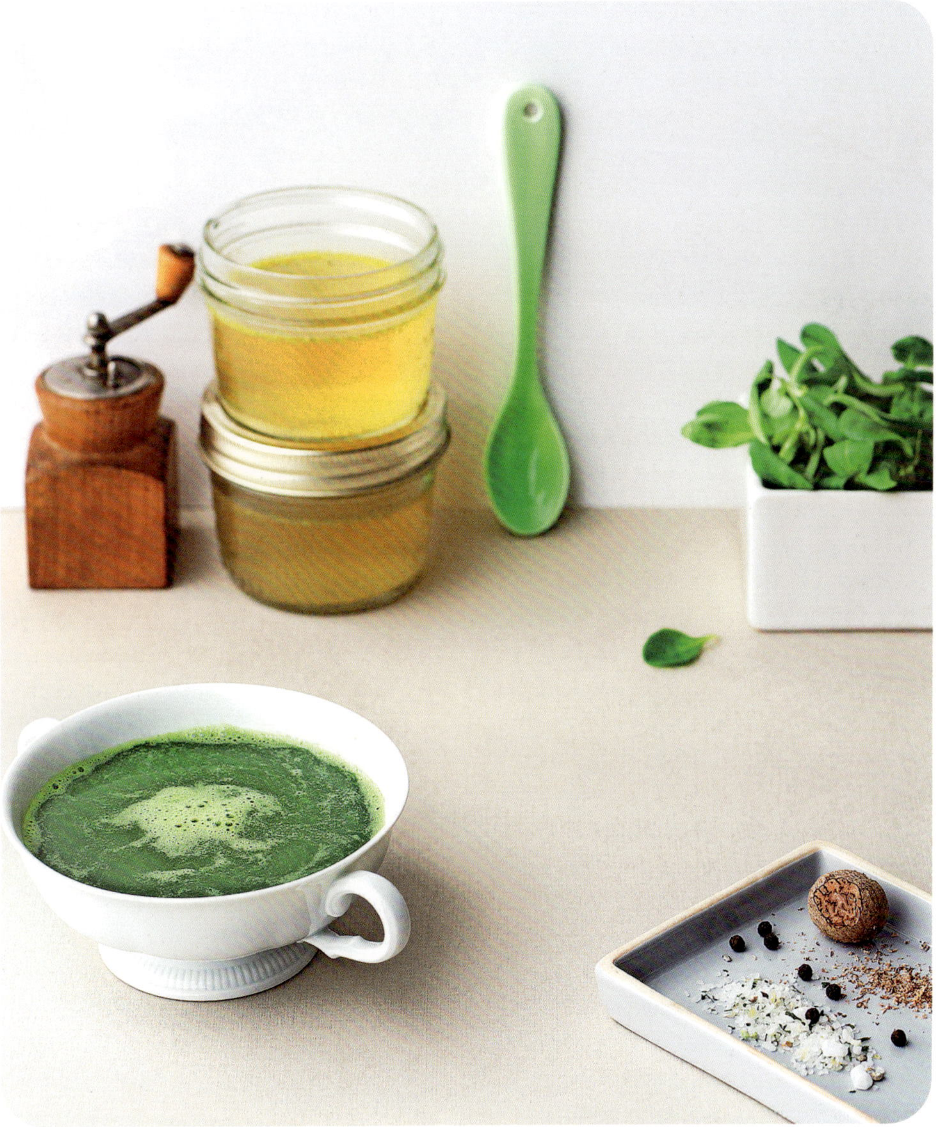

oder Wandern ab und zu mal richtig Gas. Dies gilt natürlich nur, wenn Sie keine Herz-Kreislauf-Probleme haben.

Laufen, ohne zu schnaufen

Die ideale Bewegung sind Wanderungen oder lange Spaziergänge. Wenn Sie lange keinen Sport getrieben haben, muss die Freude an der Bewegung erst wiederentdeckt werden. Der erste Schritt ist der wichtigste – beginnen Sie langsam und mit Spaß. Deshalb empfehle ich Ihnen ein zügiges Gehen von 30 bis 40 Minuten täglich. Natürlich können Sie auch Varianten wie Walken, Nordic Walking oder Laufen ausprobieren. Wenn Sie jedoch eine gewisse Grundfitness haben, dann können Sie in der Fastenzeit etwa ein bis drei Stunden wandern. Grundsätzlich gilt: »Laufen, ohne zu schnaufen.« Denn nur so bekommt der Muskel genügend Sauerstoff. Langfristig sollten Sie auch nach der Fastenwoche drei Stunden körperliches Training pro Woche einplanen. Den Erfolg regelmäßiger Bewegung spüren Sie schon nach wenigen Wochen: Ihr Gewicht geht weiter runter, Sie fühlen sich dynamischer, zufriedener und einfach gesünder.

Sie können mit Ausdauersport deutlich mehr Fett verbrennen, als wenn Sie ausschließlich sitzen. Durch die Zunahme an Muskelmasse wird der Energieverbrauch langfristig gesteigert. In Kombination mit unserem Ernährungsprogramm werden Sie Ihr Wohlfühlgewicht, ohne zu hungern, erzielen.

Hören Sie auf sich: Wenn Ihr Körper das Bedürfnis nach Bewegung hat, bewegen Sie sich; wenn Sie den Wunsch nach Ruhe haben, dann ruhen Sie sich aus. Mit zunehmender Fastenzeit werden sie fitter und vitaler; die Lust, sich zu bewegen, wird immer stärker werden.

Tipp: Entspannen Sie durch Sport! Nach neuesten Erkenntnissen wirken kurze regelmäßige Bewegungseinheiten ebenso regenerierend wie diverse Entspannungstechniken.

Jetzt ist der ideale Zeitpunkt!

Na, haben Sie noch Zweifel, mit der Fatburner-Suppenwoche loszulegen? Oder suchen Sie vielleicht nach dem optimalen Zeitpunkt für den Startschuss? Ich kann Sie beruhigen – den optimalen Zeitpunkt gibt es nicht. Irgendetwas wird immer dazwischenkommen, wenn Sie zweifeln:

das Geburtstagsfrühstück, zu dem Sie eingeladen sind, die Dienstreise, auf der Sie unmöglich weitermachen können. Reichen Sie Ihren Urlaubsschein ein und legen Sie los. Oder integrieren Sie das Suppenfasten in den Berufsalltag (Seite 34). Auf der folgenden Seite erhalten Sie ganz praktische Tipps, die Ihnen dabei helfen, dies umzusetzen. Die Grundregel lautet: besser unvollständig begonnen als perfekt gezögert. Greifen Sie zum Telefon und erzählen Sie jemandem sofort von Ihrem Vorhaben. Dann ist es viel wahrscheinlicher, dass Sie es auch in die Tat umsetzen. Schließlich wollen Sie sich ja nicht die Blöße geben, wenn Sie es dann doch nicht tun. Es jemandem mitzuteilen, der Sie darin bestärkt oder vielleicht sogar mitmacht, ist viel wert. Verlassen Sie Ihre Komfortzone und fangen Sie an – Sie werden am Ende der Fastenzeit begeistert und stolz auf sich sein.

Checkliste: Darf ich fasten?

Ganz klar: Nur wer körperlich fit ist, darf zu Hause fasten. Falls Sie unsicher sind, fragen Sie Ihren naturheilkundlichen Arzt oder Heilpraktiker. Kinder, Schwangere oder Stillende sollten auf keinen Fall fasten. Auch bei folgenden Gesundheitsproblemen sollten Sie nicht bzw. nur unter therapeutischer Aufsicht fasten:

- Untergewicht
- Magersucht
- schweren Schilddrüsenüberfunktionen
- fortgeschrittenen chronischen Erkrankungen
- Nierenerkrankungen
- schweren Psychosen

Basis-Suppen sparen Zeit und sorgen für Abwechslung

Sie können die rote (Seite 68) und die grüne Basis-Suppe (seite 89) auch in größeren Mengen am Abend vorkochen – im Kühlschrank sind diese Fatburner-Suppen zwei Tage haltbar. Mit kleinen Tricks können Sie sie abwandeln und haben trotz gleicher Grundsuppe Abwechslung auf dem Tisch. So haben Sie während der Fastenwoche mehr Zeit für sich, für Bewegung, Entspannung und Ruhephasen.

Alles rund ums Suppenfasten

Neben den Zutaten für die Suppen brauchen Sie noch einige andere Dinge, um entspannt in die Fastenstage zu starten. Kaufen Sie alles in Ruhe ein und gönnen Sie sich ein bisschen Vorfreude!

Damit die Fastenwoche gut klappt, ist eine gute Vorbereitung wichtig. Machen Sie sich neben dem Einkauf auch schon mit den Abläufen gut vertraut. So wird die Woche zu einem Genuss und zu einer Wohltat für Körper, Geist und Seele.

Ein paar Dinge – und los geht's

Bevor Sie loslegen, benötigen Sie zur Durchführung der Fastenwoche noch einige Kleinigkeiten, die Sie immer im Haushalt haben sollten. Orientieren Sie sich dazu beim Einkaufen einfach an den folgenden Listen.

Aus Reformhaus, Naturkostladen, Apotheke oder Drogerie:

- Kräutertee in reichlicher Auswahl, z. B. Pfefferminze, Salbei, Fenchel, Anis, Kümmel, Baldrian, Zitronenmelisse, Kamille, Eisenkraut, Weißdorn, Hagebutte, grüner Tee, Rotbusch, Nierenteemischung, Goldrute usw.
- 25 Liter gutes Wasser, möglichst ohne Kohlensäure
- 1 Glas Naturhonig
- Körperbürste zum Trockenbürsten
- Wärmflasche für den Leberwickel
- Reise-Irrigator für die Einläufe
- Körperöl für die Hautpflege – bitte keine Cremes verwenden
- Chlorella-Alge zur Reinigung

- grüne Tonerde und Brottrunk
- basisches Badesalz zum Entsäuern

Sie können die Geräte und Utensilien als Fastenpaket bequem im Fastenshop bestellen (siehe Empfehlungen Seite 106). Dort erhalten Sie alle Säure-Basen-Produkte, die vor, während und nach der Fastenzeit notwendig sind. So können Sie sich ohne viel Aufwand und Mühe auf die Fastenwoche vorbereiten. Denn Fasten soll ja Spaß machen.

Küchengeräte für die Zubereitung der Suppen:

- Pürierstab oder Mixer
- Gemüsereibe

Zutaten zum Kochen der Suppen:

- Gemüsebrühe ohne Glutamat, z. B. Pfiffikus (Fastenshop)
- frische Kräuter wie Petersilie, Schnittlauch, Basilikum (evtl. getrocknet oder gefroren)
- gutes, kalt gepresstes Olivenöl
- Gewürze wie Ingwer, Kurkuma, Zimt, Chili, Paprikapulver
- Kräutersalz und Kristallsalz aus der Region des Himalaya
- Muskatnüsse (zum Reiben)
- schwarzer Pfeffer (frisch aus der Mühle)
- Vollkorn-Haferflocken
- Kartoffeln, Kartoffelmehl
- Sojasahne
- Apfeldicksaft (oder ein anderes Süßungsmittel wie Ahornsirup, Agavendicksaft oder Honig)

Alle weiteren Lebensmittel wie Obst und Gemüse kaufen Sie entsprechend am Anfang der Woche ein. Alle Zutaten bleiben im Kühlschrank eine Woche lang frisch.

Kleine Wunder zur Unterstützung der Fastenwoche

Um die Fastenzeit zu intensivieren, sollten Sie ein paar Dinge beherzigen: Ob Chlorella-Alge am Abend, grüne

Tonerde oder Leberwickel – zelebrieren Sie die Fastenrituale als tägliches Wellness- und Beauty-Workout. Mit ein paar Geheimtipps aus der Naturheilkunde werden Sie Säuren besser los, kleinere Fastenprobleme wie z. B. Kopfschmerzen, Kreislauf- oder Magen-Darm-Beschwerden kommen so gar nicht erst zustande beziehungsweise werden sanft verlaufen. Durch die folgenden »Helferlein« fühlen Sie sich noch wohler in Ihrer Haut und die Pfunde purzeln schneller.

Grüne Tonerde: schöne Haut und reiner Darm

Die grüne Tonerde (Heilerde) ist sonnengetrocknet und naturbelassen. Sie ist ein jahrtausendealtes natürliches Heilmittel – sie bewirkt durch die feinen Körnchen eine sanfte Massage des Darms und führt dem Körper wichtige Mineralien zu, wie z. B. Siliciumoxid, Magnesium, Kalzium, Mangan, Kupfer und Eisen.

In der Fastenzeit sollten Sie morgens vor dem Frühstück einen Teelöffel grüne Tonerde mit einem Glas lauwarmem Wasser einnehmen (Bezugsadresse Seite 106).

Sie können die grüne Tonerde auch äußerlich einsetzen. Durch die Regulationsvorgänge wird die Haut entlastet und sie kann sich optimal regenerieren. Packungen und Masken sind ein schnelles und effektives Schönheitsmittel. Das Grundrezept ist ganz einfach. Ausgangsbasis ist die Heilerde für die äußerliche Anwendung. Hinzu kommen Kräutertee und ein ätherisches Öl je nach Hautzustand.

Grundrezept Gesichtsmaske:

- 3 EL grüne Tonerde (Heilerde)
- 1–2 EL Kräutertee (z. B. Kamillentee) oder warmes Wasser
- 1 TL Mandel- oder Weizenkeimöl
- 1 Tropfen ätherisches Öl (z. B. Rosenöl)

Sie dürfen bei einer Maske mit Heilerde nie das Mandel- oder Weizenkeimöl vergessen, sonst trocknet die Haut zu sehr aus und spannt unangenehm.

Wussten Sie, dass der Körper einen Großteil seiner Stoffwechselsäuren unter der Haut speichert? Deshalb kommt in der Fastenzeit nur eine natürliche Hautpflege infrage, keine Kosmetik, damit die Regeneration der Haut optimal ablaufen kann.

Brot zum Trinken

Brottrunk ist ein milchsaures Gärgetränk, das aus Bio-Vollkornbrot gewonnen wird.

Das Brot wird mit Quellwasser versetzt und monatelangen Gärungsprozessen unterzogen. Dadurch entstehen völlig neue Brotgetreidebakterien, Milchsäure und Enzyme. Die biologisch aktive Milchsäure ruft ein leicht saures und überaus gesundes Darmmilieu hervor und unterstützt die Milchsäurebakterien in ihrem Wachstum. Im Dickdarm ist ein leicht saures, in Gewebe und Blut ein basisches Milieu sinnvoll. Brottrunk stellt somit ein optimales Lebensmittel für die Darmflora dar. Er fördert zudem in der Fastenzeit die Ausscheidung von Säuren über den Darm und steigert die Verdauungsleistung. Der Brottrunk ist in der Fastenzeit unverzichtbar und sollte regelmäßig getrunken werden.

Während der gesamten Fastenzeit und danach unterstützen wir den Aufbau der Darmflora sowie die Stabilisierung des Darmmilieus durch Brottrunk. Trinken Sie ein- bis zweimal täglich ein kleines Glas (100 ml) verdünnt mit Wasser oder Apfelsaft zu den Mahlzeiten oder am Nachmittag, wenn Sie vom Sport kommen. Brottrunk gibt es in Reformhäusern, Drogerien oder Naturkostläden.

Eine Alge, die entsäuert und reinigt

Stellen Sie sich vor, es gibt ein Produkt, das den Säure-Basen-Haushalt reguliert. Sie müssen es nur einnehmen und haben keinen weiteren Aufwand damit. Es sorgt für die Reinigung der Lymphe, es unterstützt die Nieren, sodass die Haut reiner und schöner wird. Die Haare gewinnen an Glanz, die Fingernägel werden fester und die Müdigkeit von Tag zu Tag weniger.

Das Wundermittel heißt Chlorella pyrenoidosa – der unterstützende Bestandteil in jeder Fastenwoche. Dies ist die chlorophyllhaltigste Pflanze weltweit; darüber hinaus liefert sie jede Menge Vitamine, Mineralstoffe, Spurenelemente und Aminosäuren. Sie können die Chlorella-Alge auch nach der Fastenzeit weiter einnehmen, wenn Sie möchten.

In der Fastenzeit empfehlen wir Ihnen, einmal täglich drei Presslinge der Chlorella-Alge abends mit etwas Wasser einzunehmen (Bezugsadresse Seite 106). Nach dem Fasten können Sie die Einnahme gerne etwas steigern und dreimal fünf Presslinge am Tag einnehmen. So entsäuern Sie auch nach der Fastenwoche weiter sanft Ihr Gewebe und halten die Fettverbrennung aufrecht.

Darmreinigung als Fastenritual

Wenn Sie sich in der Fastenwoche fit und vital fühlen und viel abnehmen möchten, sollten Sie dafür sorgen, dass Ihr Darm regelmäßig entleert wird. Ihr Darm freut sich, dass er in der Suppenwoche keine große Verdauungsarbeit verrichten muss. Er hat Urlaub und nutzt die Gelegenheit, um alte kranke Zellen auszuscheiden. Sie müssen ihm dabei helfen, denn durch die fehlende Nahrungszufuhr arbeitet Ihr Darm nicht allein. Optimal sind Einläufe, da sie für eine gründliche Darmreinigung sorgen. Das Beste: Sie haben kein Hungergefühl und nehmen noch mehr ab.

Keine Angst, es ist ganz einfach: Sie benötigen einen sogenannten Irrigator (Einlaufgerät), den Sie in jeder Apotheke oder im Sanitätshaus bekommen. Füllen Sie den Irrigator mit ½ Liter lauwarmem Wasser und hängen Sie den Irrigator etwas höher, damit durch das Gefälle das Wasser gut einlaufen kann. Legen Sie sich auf die linke Seite oder hocken Sie in Kniestellung. Fetten Sie das Röhrchen mit etwas Creme ein und führen Sie es rektal ein. Drehen Sie das Ventil auf. Das Wasser fließt nun langsam in Ihren Darm. Ist die Flüssigkeit im Darm angekommen, entfernen Sie das Röhrchen. Legen Sie sich bequem auf den Rücken und massieren Sie Ihren Bauch im Uhrzeigersinn entlang des Bauchnabels. Versuchen Sie, das Wasser so lange wie möglich zu halten. Führen Sie am besten jeden Tag, mindestens jedoch jeden zweiten Tag einen Einlauf durch.

Falls Sie den Einlauf nicht selbst durchführen wollen, gibt es auch eine Luxusvariante: Colon-Hydro-Therapie. Hier wird der gesamte Dickdarm mit gefiltertem Wasser gespült. Ein sauberes Verfahren, durchgeführt von einem der etwa 400 Colon-Hydro-Therapeuten (Liste per E-Mail anfordern, Adresse siehe Empfehlungen Seite 106).

Alternative zum Einlauf: Falls Sie eine große Abneigung gegen einen Einlauf haben, sollten Sie zumindest ein Glas Brottrunk täglich trinken. Oder massieren Sie vor dem Aufstehen Ihren Bauch im Uhrzeigersinn entlang des Bauchnabels etwa fünf Minuten lang. So wird auch die Darmtätigkeit angeregt und die Ausscheidung über den Darm ist gewährleistet.

Glaubersalz: besser nicht Glauber- bzw. Bittersalz wirkt zwar abführend, reizt aber die Schleimhäute. Personen mit Herz- oder Bandscheibenproblemen sollten wegen des schnellen starken Wasserverlusts aufs »Glaubern« verzichten. Außerdem ist es für Menschen mit Kopfschmerzen oder Migräne und mit Magenproblemen nicht geeignet. Aus meiner langjährigen Erfahrung möchte ich Ihnen deshalb raten, mit einem Einlauf in die Fastenwoche zu starten und zu Hause ganz auf Glaubersalz zu verzichten.

Trockenbürsten

Bürstenmassagen eignen sich perfekt, um frisch in den Tag zu starten. Atmen Sie am offenen Fenster einige Male tief ein und aus. Dann beginnt vor dem Duschen das morgendliche Trockenbürsten, etwa drei Minuten lang. Es ist ein ideales Mittel gegen kalte Hände und Füße. Sie benötigen eine Körperbürste mit langem Stiel.

Es wird immer zum Herzen hin mit mittelstarkem Druck gebürstet, wobei Sie folgende Reihenfolge beachten sollten: zunächst das rechte Bein (Außenseite, dann Innenseite), dann das linke Bein, dann der rechte Arm, anschließend der linke Arm und zuletzt Bauch und Rücken.

Erst heiß, dann kalt: Wechselduschen

Wechselduschen steigern Ihre Abwehrkraft, die Haut wird frischer, der Kältereiz kurbelt den Stoffwechsel an und setzt fettabbauende Prozesse in Gang. Wechselduschen am Morgen verleihen Ihnen den Frischekick für den Tag. Duschen Sie zunächst fünf Minuten heiß, und starten Sie den kalten Guss am rechten Bein. Dann folgt das linke Bein, dann der rechte Arm, dann der linke Arm, der Rücken, der Bauch und zum Schluss die Brust – immer langsam von unten nach oben. Falls es Sie zu viel Überwindung kostet, Bauch und Rücken kalt zu duschen, dann versuchen Sie, sich bis zum Po und zu den Oberschenkeln vorzuarbeiten.

Mittagsschlaf mit Leberwickel

Da normalerweise alle Stoffe aus dem Darm zuerst die Leber passieren müssen, ist die Darmentgiftung eng mit der Leberentgiftung verknüpft. So legen Sie einen Leberwickel an:

Eine Wärmflasche gefüllt mit heißem Wasser auf ein feuchtes Handtuch geben und auf die rechte Körperseite unter den letzten Rippenbogen (auf die Leber) legen. Auf die Wärmflasche kommt ein trockenes Handtuch. Dann geht es für 20 Minuten ins Bett – viele Fastende schlafen dabei ein und halten ihren wohltuenden Mittagsschlaf.

Fasten und Arbeiten – wie geht das?

Sie können oder wollen zum Fasten keinen Urlaub nehmen und fragen sich, ob und wie das während der Arbeit machbar ist? Kein Problem – mit diesen ganz praktischen Tipps klappt das Suppenfasten garantiert auch berufsbegleitend.

Gute Planung ist der halbe Erfolg – das gilt auch für das Fasten während der Arbeitszeit. Legen Sie sich unbedingt die beiden Entlastungstage vor dem eigentlichen Fasten auf einen Donnerstag und Freitag. Trinken Sie dann statt Kaffee morgens ein paar Tassen grünen Tee. Am besten gewöhnen Sie sich sogar schon ein paar Tage zuvor daran, z.B. am Dienstag und Mittwoch. Dann ist die Umstellung so sanft wie möglich.

Samstag und Sonntag sind dann Ihre ersten beiden Fastentage. Am Montag sind Sie schon an die morgendliche Fastenroutine gewöhnt, sodass Sie diese ohne Probleme vor der Arbeit erledigen können. Außerdem hat sich der Körper inzwischen auf die innere Ernährung umgestellt, ein Leistungstief ist deshalb nicht zu befürchten. Ihr eigener Körper und die Fastensuppen werden Sie zuverlässig mit der nötigen Energie versorgen.

So sparen Sie Zeit beim Kochen

- Kochen Sie abends die doppelte Menge. Essen Sie einen Teil der Suppe am Abend und nehmen Sie den anderen Teil am nächsten Tag als Mittagessen mit zur Arbeit. Sollten Sie dort keine Möglichkeit zum Aufwärmen haben, füllen Sie die heiße Suppe zu Hause in eine Thermoskanne.

- Oder Sie kochen schon zwei bis drei Wochen im Vorfeld immer mal wieder ein paar Suppen auf Vorrat und frieren sie ein. Die Vorbereitung steigert die Vorfreude und während der Woche haben Sie mehr Zeit für sich. Einkaufen und Kochen entfallen dann fast und Sie können die Zeit für Sauna, Massagen und Bewegung nutzen.
- Oder noch einfacher: Sie nutzen die »Ralf Moll Fastensuppen« für zu Hause. Sie sind aus biologischen Zutaten, ohne Konservierungsmittel schonend haltbar gemacht und in einem praktischen Schraubglas abgefüllt. Sie brauchen die Suppen am Arbeitsplatz nur noch zu erwärmen.
- Statt einen frisch gepressten Saft können Sie morgens (oder am Abend vorher) einen Blitz-Smoothie zubereiten und in einer Glasflasche mitnehmen. Die Zutaten dafür sind so ausgewählt, dass Sie alles auf Vorrat kaufen können und morgens kaum Aufwand damit haben. So entfällt das etwas aufwendigere Saftpressen.

Bewegung nicht vergessen!

Bewegung darf trotz des Arbeitsalltags nicht fehlen, da es den Fastenstoffwechsel unterstützt. Vielleicht können Sie die Wegstrecken zur Arbeit integrieren: Je nach Distanz gehen Sie eine Strecke stramm zu Fuß und fahren die andere mit Bus oder Bahn. Oder nehmen Sie das Fahrrad. Ist die Strecke zu weit, steigen Sie zwei Haltestellen früher aus (oder parken weiter weg) und legen den restlichen Weg zu Fuß zurück. Sollte das nicht zu realisieren sein, nutzen Sie die Mittagspause zu einem Spaziergang. Klappt auch das nicht, so legen Sie ihn auf den Abend. Irgendeine Möglichkeit gibt es immer!

Machen Sie sich aber schon vorab Gedanken und planen Sie die Bewegung fest mit ein. Auf 30 Minuten täglich sollten Sie mindestens kommen. Ist ein Arbeitstag einmal sehr lang und Sie kommen nicht zur Bewegung, addieren Sie die fehlende Zeit einfach am nächsten Tag.

Leberwickel im Büro?

Das geht natürlich nicht. Nehmen Sie stattdessen einfach abends eine Wärmflasche mit ins Bett. Verzichten Sie dann jedoch auf das feuchte Tuch, so können Sie durchschlafen.

Blitzschnelle Smoothie-Rezepte für Eilige

Sie können jedes Saftrezept durch ein hier aufgeführtes Smoothie-Rezept ersetzen. Der Vorteil: Sie benötigen keinen Entsafter und Sie sparen Zeit. Einfach morgens blitzschnell zubereiten, abfüllen und mit zur Arbeit nehmen.

Roter Blitz

Für 1 Glas (250 ml)
½ rote Paprika • 1 Tomate • ½ Papaya (ca. 160 g) • 60 g Himbeeren (frisch oder tiefgefroren) • ca. 50 ml Wasser

- Das Gehäuse aus der Paprika und den Strunk der Tomate entfernen. Die Papaya schälen, Kerne entfernen.

- Alle Zutaten in den Mixer geben und gut pürieren.

Variante: Anstelle der Papaya mehr Himbeeren zufügen.

Gelber Blitz

Für 1 Glas (250 ml)
1 kleine Banane • 60 g Mango (frisch oder tiefgefroren) • 1 Orange • 100 g Gurke

- Alle Zutaten schälen, gegebenenfalls die Kerne der Orange entfernen, grob zerkleinern und im Mixer pürieren.

Grüner Blitz

Für 1 Glas (250 ml)
1 kleine Birne • 1 Kiwi • 100 g Babyspinat • 80 ml Wasser • 20 ml Zitronensaft

- Birne waschen, Kerngehäuse entfernen, klein schneiden und in den Mixer geben. Kiwi schälen, klein schneiden und dazugeben. Spinat waschen, abtropfen lassen und auf das Obst geben. (Diese Reihenfolge ist wichtig für ein gutes Ergebnis!)

- Wasser und Zitronensaft zufügen und erste langsam mixen, dann die Geschwindigkeit steigern, bis alles eine geschmeidige Konsistenz hat.

Sommer-Blitz

Für 1 Glas (250 ml)
300 g geschälte Wassermelone • 1–2 Zweige frische Minze

- Wassermelone in Stücke schneiden und die Kerne entfernen.
- Mit der Minze im Mixer pürieren.

Winter-Blitz

Für 1 Glas (250 ml)
4 getrocknete Aprikosen • 1 Apfel • 1 Orange • 50 ml Wasser • ½ TL Zimt

- Aprikosen über Nacht in 80 ml Wasser einweichen. Mit dem Einweichwasser pürieren.
- Kerngehäuse des Apfels entfernen und Apfel klein schneiden. Orange schälen und Kerne entfernen.
- Zusammen mit Wasser und Zimt zu den Aprikosen geben und gut durchmixen.

Ingwer-Blitz

Für 1 Glas (250 ml)
½ Mango • 1–2 cm Ingwer • 125 g Galia-Melone • 80 g Zucchini • 40 ml Zitronensaft • 30 ml Kokosmilch

- Mango, Ingwer, Melone und Zucchini schälen, die Kerne der Melone entfernen.
- Mit den übrigen Zutaten in einen Mixer geben und gut pürieren.

Reste-Blitz

Sie haben noch Melone, Mango, Paprika oder Papaya übrig? Einfach alles rein in den Mixer und einen »Reste-Blitz« kreieren!

Motivation – mit Vorbereitung zum vollen Erfolg

Wie sind Sie auf die Idee zum Suppenfasten gekommen? Bestimmt gibt es gute Gründe dafür, dass Sie dieses Buch in den Händen halten. Vielleicht geht es um das Gewicht oder die Gesundheit oder eben beides. Vielleicht hat jemand das Suppenfasten empfohlen oder Sie sind durch einen Tipp darauf aufmerksam geworden – und nun wollen Sie es in die Tat umsetzen.

Ziele formulieren

Das Wichtigste ist, sich immer klarzumachen: Ich mache das, weil ich selbst es möchte – und nicht, weil andere es von mir erwarten. Formulieren Sie Ihre Ziele möglichst genau und detailliert: Welchen Gewinn kann ich aus meiner Fastenzeit ziehen? Erfolgreiche Menschen wissen genau, was sie erreichen möchten, was realistisch ist und was nicht. Welche Gründe passen zu Ihnen?

Meine Gründe fürs Suppenfasten:

- Ich möchte X kg Gewicht verlieren.
- Ich möchte mein Wohlfühlgewicht von XX kg erreichen.
- Ich möchte meine Blutwerte verbessern.
- Ich möchte meinen Blutdruck senken.
- Ich möchte einen flacheren Bauch und/oder straffere Oberschenkel.
- Ich möchte entspannter und ausgeglichener werden.
- Ich möchte mehr Energie und Vitalität.
- Ich möchte mehr Lebensfreude.
- Ich möchte mehr Selbstvertrauen.

Nachdem Sie sich nun genau bewusst gemacht haben, was Ihre konkreten Ziele sind, schließen Sie mit sich selbst einen Vertrag. Niemand anders als Sie selbst hat die Verantwortung für Erfolg oder Scheitern des Projekts. In diesem Vertrag versichern Sie sich selbst, dass Sie in den kommenden 10 Tagen alles tun werden, um Ihre Ziele zu erreichen. In Ihrem Vertrag steht: Ich werde in dieser Zeit nicht zwischendurch naschen; Alkohol, Limonade, Käse, Wurst, Fleisch und Süßigkeiten sind für mich tabu. Außerdem verpflichte ich mich, mich 180 Minuten pro Woche zu bewegen und täglich 2–3 Liter Wasser zu trinken. Ich plane ausreichend Zeit für Entspannung ein. Mein Entschluss zu fasten steht fest und ich freue mich auf die neue Erfahrung.

Damit dieser Vertrag mehr Gewicht bekommt, ziehen Sie einen Zeugen hinzu. Schreiben Sie eine Postkarte oder eine

Nachricht an einen Menschen, der Sie unterstützt und Ihnen Kraft gibt. Teilen Sie ihm Ihr Vorhaben mit, benennen Sie Ihre Ziele und versichern Sie ihm, dass Sie die Fastenzeit durchhalten werden.

Dranbleiben – die Kraft der Visualisierung

Bei allen Plänen und Zielen ist es hilfreich, sich konkrete Bilder vom Erfolg zu machen. Sehen Sie sich selbst, wie Sie in den kommenden 10 Fastentagen mit Spaß und Genuss das köstliche basische Essen genießen. Wie Sie sich voller Freude an der frischen Luft bewegen und viel Sauerstoff tanken. Machen Sie sich ein Bild von Ihrem erfolgreichen Ich nach dem Fasten, von Ihrem schöneren, gesünderen Körper, von Ihrem strahlenden Blick und Ihrer guten Laune. Psychologen nennen diese Technik Visualisierung.

Bringen sie das Ganze in einen größeren Zusammenhang. Bestimmt versuchen Sie nicht zum ersten Mal, Gewicht zu verlieren und sich gesünder zu ernähren. Stellen Sie sich Ihren Weg als Treppe vor. Ganz oben, auf der höchsten Stufe, ist das Wohlfühlgewicht erreicht. Vielleicht haben Sie in der Vergangenheit durch andere Diäten bereits einige Stufen erklommen und sind danach wieder abgestiegen. Wo stehen Sie jetzt? Ab sofort heißt es nicht umdrehen, sondern nach vorne schauen. Die meisten Menschen fürchten sich vor Misserfolg, doch im Grunde gibt es kein Scheitern, sondern nur Zwischenergebnisse und Lernprozesse. Durch das vergangene Auf und Ab haben Sie gelernt, dass nur eine langfristige Entsäuerung des Stoffwechsels mit basischer Kost zum Ziel führen kann. Deshalb lautet jetzt die Devise: Lassen Sie uns gemeinsam Ihre Erfolgstreppe nach oben steigen und die Spitze erklimmen! Jede einzelne Stufe zählt und ist ein Erfolg! Stellen Sie sich vor, wie Sie während der kommenden Fastenzeit immer weiter nach oben gelangen, und bleiben Sie am Ball.

Und übrigens: Falls Sie abbrechen oder schwach werden, müssen Sie Ihren Preis zahlen. Laden Sie die Person, die Sie als Zeugen benannt haben, zu einer kleinen Reise oder einer schönen Veranstaltung ein. Das wird Sie bestärken durchzuhalten. Nur wer zu hundert Prozent von seinem Vorhaben und seinen Zielen überzeugt ist, wird erfolgreich sein. Merke: Verlierer oder Gewinner? Beide erkennt man schon am Start!

Die Fastentage – so wird's gemacht

Zu jedem Suppenfastentag finden Sie hier neben den Ernährungsplänen auch Tipps für Aktivitäten und entspannende Verwöhneinheiten plus Rezepte für leckere Vitamindrinks. So wird Ihre Fastenzeit zu einem unvergesslichen Erlebnis!

Bevor Sie mit den leckeren Fatburner-Suppen starten, sollten Sie einen Gang zurückschalten. An den beiden Entlastungstagen bereiten Sie sich ideal auf das Fasten vor.

Der 1. Entlastungstag – erst mal runterkommen

Stellen Sie sich morgens nüchtern auf die Waage und notieren Sie Ihr Startgewicht. Danach kommt die Waage wieder an ihren alten Platz und bleibt auch dort – für die ganze Fastenwoche. Tägliches Wiegen ergibt nämlich keinen Sinn, da der Körper in Etappen abnimmt und die Werte zum Beispiel in Abhängigkeit von der jeweiligen Trinkmenge schwanken. Am Ende der Fastenwoche können Sie sich gerne wieder wiegen und sich dann umso mehr über die verlorenen Kilos freuen.

Morgens: Müsli und Bewegung

Zum Frühstück gibt es ein feines Knuspermüsli mit frischen Früchten.

Fitmacher-Müsli

- 4 EL Haferflocken
- 1 TL Olivenöl
- 1 Banane
- 1 Apfel
- 1 Pfirsich oder 1 Handvoll Weintrauben

- Saft einer Zitrone
- 1 EL Leinöl
- Leinsamen, Kürbiskerne oder Sonnenblumenkerne
- Saft einer Orange

Haferflocken vorsichtig in einer Pfanne in Olivenöl anrösten. Früchte waschen und in Stücke schneiden, Weintrauben ganz lassen. Mit Zitronensaft beträufeln. Haferflocken darüberstreuen und etwas Leinöl, Sonnenblumenkerne, Leinsamen oder Kürbiskerne untermischen. Mit Orangensaft abschmecken.

Frühstücksvarianten

- Wenn Sie kein Müslifan sind, essen Sie einfach Vollkornbrot mit Butter, Honig, Fruchtaufstrich oder pflanzlichem Aufstrich. Dazu gibt es grünen Tee oder Kräutertee, Wasser und frisch gepressten Fruchtsaft.
- Oder Sie bereiten einen großen Früchteteller mit Papaya, Mango, Banane und Birne vor.

Spaziergang einplanen Nach dem Frühstück sollten Sie Ihre Laufschuhe schnüren und loslaufen – etwa 45 bis 60 Minuten strammes Spazieren reichen völlig. Variieren Sie zwischendurch auch einmal das Tempo, d.h., gehen Sie vielleicht auch mal etwas schneller, damit die Fettzellen geöffnet werden. Wenn Sie berufstätig sind, so orientieren Sie sich an unseren Tipps (Seite 34).

Mittags: am besten Kartoffeln

Heute können Sie Kartoffeln in allen Variationen essen (Pellkartoffeln, Bratkartoffeln, Folienkartoffeln usw.), dazu gedünstetes Gemüse und frischen Salat. Nudeln mit Tomatensauce oder ein Reisgericht mit verschiedenen Gemüsesorten sind genauso geeignet. Es gilt: so wenig Salz wie möglich und wenn, dann am besten natürliches Kristallsalz aus der Region des Himalaya. Nachmittags gibt es frische Früchte oder eine Scheibe Vollkornbrot.

An den Entlastungstagen sollten Sie schon überwiegend Gemüse, Salate und Früchte essen, damit durch deren hohen Wassergehalt die Entschlackung losgehen kann. Verzichten Sie ab jetzt auf tierisches Eiweiß wie Milchprodukte, Eier, Fleisch und Wurst.

Abends: Gemüsesuppe

Am Abend des ersten Entlastungstages passt am besten eine dicke Gemüsesuppe. Wie wäre es mit Minestrone (Seite 64), dazu Brot und ein kleiner Salat?

Trinken

Trinken Sie zusätzlich drei Liter Flüssigkeit, davon zwei Liter Wasser und einen Liter Kräutertee. Den Tee dürfen Sie mit ein bis zwei Teelöffeln Honig pro Tag süßen, jedoch nicht mehr, da sonst die Fettverbrennung nicht optimal in Gang kommt. Auf Zucker und Süßstoff sollten Sie während der Fastenwoche ganz verzichten.

Wenn Ihr Urin gegen Abend klar und durchsichtig ist, dann kann es so weitergehen. Das bedeutet nämlich, dass alle Säuren ausreichend neutralisiert und verdünnt wurden. Sollte der Urin gelblich bis orangefarben sein, ist die Trinkmenge zu niedrig. Das bedeutet also: mehr Wasser! Die Farbe ist ein gutes Indiz. Ausreichend Flüssigkeit ist wichtig, damit die Nieren optimal arbeiten und entgiften können. Nur noch einmal der Vollständigkeit halber: Wie bereits erwähnt, ist Kaffee jetzt tabu. Versuchen Sie, über die gesamte Fastenzeit darauf zu verzichten. Wenn Sie nicht ohne einen kleinen Koffeinkick auskommen, greifen Sie auf grünen Tee zurück.

Außerdem können Sie sich diesen leckeren Cocktail zubereiten:

Fatburner-Enzym-Cocktail

- ½ Papaya (ca. 160 g)
- 1 Pampelmuse
- 1 Handvoll Himbeeren
- 1 Zitrone (40 ml Saft)

Papayakerne entfernen, das Fleisch herausschaben und mit Pampelmuse und Himbeeren entsaften (oder pürieren, das geht auch). Am Schluss den Saft der Zitrone hineinpressen und vermischen.

Der 2. Entlastungstag – bald geht es richtig los

Das Essen können Sie so gestalten wie am ersten Entlastungstag, reduzieren Sie jedoch die Mengen und setzen Sie verstärkt auf gedünstetes Gemüse, Obst und Salate. Oder wählen Sie eine der leckeren Suppen, die speziell für die Entlastungs- oder Aufbautage gedacht sind. Eine Übersicht finden Sie im Register.

Der Fitmacher-Drink (250ml)

- 2 Möhren
- 1 Orange
- 1 Banane
- 1 getrocknete Aprikose

Möhren und Orange entsaften. In einem Mixer zusammen mit Banane und Aprikose verquirlen, nach Belieben mit Bananenstücken garnieren.

Dieser Saft hat einen hohen Gehalt an Eisen, Kalzium und Kalium und ist ein Allround-Fitmacher. Außerdem stärkt das enthaltene Vitamin A die Sehkraft, Vitamin C fördert die Durchblutung und die Fettverbrennung.

Tipp Trinken Sie frisch gepresste Säfte langsam und lassen Sie jeden Schluck eine kurze Zeit im Mund, damit er eingespeichelt werden kann. Genießen Sie den Saft im Garten oder an einem sonnigen Plätzchen.

Spüren Sie schon etwas? Nach diesem zweiten Entlastungstag werden Sie sich bereits leichter fühlen und wahrscheinlich ist Ihr Bauch auch schon etwas flacher geworden. Der Körper scheidet gerade in den ersten Tagen des Fastens verstärkt Gewebe- und Lymphwasser aus – besonders, wenn Sie wenig salzen. Setzen Sie also bevorzugt auf frische Kräuter und Gewürze.

Bei manchen führt die Umstellung des Stoffwechsels dazu, dass sie leicht erschöpft sind und sich müde fühlen. Verwöhnen Sie sich doch mal mit einem entspannten Saunagang. Die Wärme bringt Energie zurück und der Reiz, dem der gesamte Körper ausgesetzt ist, regt die Durchblutung an. So können Sie am nächsten Tag gestärkt mit dem eigentlichen Fasten beginnen.

Der 1. richtige Fastentag – endlich Suppen

Jetzt kann es losgehen, Sie haben in den letzten zwei Tagen Ihren Körper auf das Fasten vorbereitet – am heutigen Tag gibt es zum ersten Mal eine leckere Fastensuppe. Guten Appetit!

Mit dem Einlauf starten Sie heute, an Ihrem ersten Fastentag. Führen Sie ihn ab sofort morgens nach dem Trockenbürsten mindestens jeden zweiten Tag durch, besser jedoch täglich (Seite 30). Der Körper befindet sich morgens in einer intensiven Ausscheidungsphase. Daher legen Sie alle Aktivitäten, die die Entsäuerung unterstützen, am besten auf den Vormittag. So werden Sie Säuren und Gifte schnell und effektiv los.

Morgens: etwas Herzhaftes

Heute steht eine herzhafte Hafercremesuppe (Seite 60) auf dem Speiseplan. Sie senkt den Cholesterinspiegel. Die Kohlenhydrate des Hafers gehen langsam ins Blut, sodass Ihr Körper gleichmäßig mit Energie versorgt wird.

Diese herzhafte Hafercreme ist der Allrounder beim Suppenfasten. Sie ist gut verträglich, beruhigt den Magen und sättigt. Immer, wenn Ihnen nicht so gut ist, Sie frieren oder wenig Zeit für die Zubereitung haben, ist diese Suppe bestens geeignet. Hafer ist außerdem reich an wertvollen Ballaststoffen für eine gesunde Darmflora, beruhigendem Magnesium und B-Vitaminen für mehr Energie.

Regelmäßiger Verzehr hilft erwiesenermaßen, einen erhöhten Cholesterinspiegel zu senken. Dafür ist der hafertypische Ballaststoff Beta-Glukan verantwortlich. Dieser besondere Stoff kann Gallensäuren binden und greift so in den Fettsäurestoffwechsel ein. Gallensäuren werden in der Leber aus Cholesterin gebildet. Sie unterstützen im Dünndarm die Fettverdauung. Das Hafer-Beta-Glukan bindet einen Teil dieser Gallensäuren und sorgt dafür, dass sie einfach ausgeschieden werden. Da nun Gallensäuren fehlen, füllt der Körper sie wieder auf. Und zwar mit Hilfe von Cholesterin. Das hat zur Folge, dass sich weniger Cholesterin im Blut befindet – der Cholesterinspiegel wird so auf natürliche Weise reguliert.

Mittags: mehr Suppe

Wie wäre es mit Steckrüben-Möhren-Suppe (Seite 66)? Möhren liefern Glukose – so bekommt das Gehirn jede Menge Nervennahrung. Oder Sie greifen auf eine Basis-Suppe zurück – z.B. die rote Variante mit Kidneybohnen (Seite 68)? Die leichte Schärfe wärmt den Körper und regt die Fettverbrennung an. Kochen Sie gleich mehr von der roten Basis-Suppe – im Kühlschrank ist sie zwei Tage haltbar. Dann brauchen Sie am selben Tag für die verschiedenen Varianten je nach Lust und Laune nur noch das Passende zuzufügen.

Frische Luft macht gute Laune

Frische Luft schüttet Glückshormone aus, insbesondere Serotonin. Zudem fördert die Bewegung das Schlankmacherhormon Glucagon, die Fettzellen öffnen sich und die Fettverbrennung kann losgehen. Gehen Sie spazieren, fahren Sie Rad oder walken Sie – mit jeder Form der Bewegung werden die Entschlackung und die Fettverbrennung angekurbelt.

Abends: rote Basis-Suppe und ein Bad

Wenn Sie für das Abendessen noch rote Basis-Suppe (Seite 68) übrig haben, essen Sie doch mal die Variante mit vielen frischen Kräutern.

Basenbad Basische Bäder regulieren die Entsäuerung über die Haut. Sie benötigen ein basisches Mineralbadesalz und sollten etwa 30 bis 60 Minuten in der Badewanne bleiben. Ihre Haut fühlt sich anschließend geschmeidig an, eine wohltuende Durchblutung stellt sich ein und die Säureausscheidung über die Haut fördert Ihre Fitness.

Trinken

Heute kommt zu den zwei Litern stilles Wasser morgens, mittags und abends je eine Tasse Nierentee hinzu (aus der Apotheke oder dem Reformhaus). Sie können auch Goldrutentee trinken, der ein hervorragender Durchspüler für Ihre Nieren ist. Am Abend eignet sich Kamille, Baldrian oder Zitronenmelisse – sie wirken alle entspannend.

Ananas-Beeren-Smoothie (250 ml)

- 1 Pampelmuse
- 1 Kiwi
- ¼ Ananas
- 1 Handvoll gefrorene Himbeeren

Pampelmuse, Kiwi und Ananas entsaften und mit den Früchten im Mixer verquirlen. Nach Wunsch mit Himbeeren garnieren und genießen.

Varianten:
Wenn's mal schnell gehen soll, pressen Sie 3 Orangen und 1 Zitrone aus und süßen mit etwas Honig. Sie können anstelle der Zitrone auch eine zerdrückte Banane mit Honig unterheben, dies ist bekömmlicher für den Magen.

Und? Wie war Ihr erster richtiger Fastentag? Ich hoffe, es hat Ihnen Spaß gemacht. Auch wenn einige Dinge neu für Sie waren, werden Sie sich schnell an die notwendige Fastenroutine gewöhnen. Der erste Schritt ist gemacht – bravo!

Sauerstoff tanken beim Blitz-Yoga

Blitz-Yoga ist ein wahrer Sauerstoffjungbrunnen und Fatburner, da die Kraftwerke in den Zellen, unsere Mitochondrien, reichlich Sauerstoff benötigen. Ohne Sauerstoff kommt die Fettverbrennung gar nicht in Gang.

Und so geht's:

Formen Sie Zeige-, Mittel- und Ringfinger zu einer Faust. Halten Sie mit dem Daumen oder dem kleinen Finger abwechselnd ein Nasenloch zu und atmen Sie ruhig ein und aus. Die Augen dabei schließen. Durch die tiefe Atmung wird über das Blut jede Zelle prall mit Sauerstoff gefüllt und aufgeladen. Dies entspannt und fördert gleichzeitig die Konzentration. Führen Sie diese Übung viermal täglich durch.

2. Fastentag – Übung macht den Meister

Wie geht es Ihnen? Beim Suppenfasten kommen Kreislaufprobleme im Vergleich zum Saftfasten zwar sehr selten vor, aber falls Sie unter niedrigem Blutdruck leiden und möglicherweise Kreislaufprobleme haben, rühren Sie einen Teelöffel Honig in Ihren Tee. Das trägt garantiert dazu bei, dass Sie sich schnell wieder stabil fühlen.

Inzwischen ist der Körper voll auf das Fasten eingestellt. Die Fettverbrennung ist in vollem Gang und der Körper beginnt nun, auf eigene Reserven zurückzugreifen. Während in den ersten Tagen überwiegend Wasser ausgeschieden wurde, geht es jetzt richtig ans Eingemachte. Auch die Entgiftungsorgane Leber, Darm, Nieren arbeiten jetzt auf Hochtouren. Damit Sie auch über die Lunge entgiften können, ist Bewegung so wichtig – am besten an der frischen Luft.

Morgens: ein warmes Frühstück und Sport

Heute variieren Sie einmal das Frühstück und wählen die süße Variante, eine warme Fruchtsuppe (Seite 70). So bekommt der Stoffwechsel ausreichend Glukose, um seine Energiearbeiten durchzuführen. Wundern Sie sich nicht, wenn Sie während des Fastens vielleicht das Gefühl haben, Ihr Gehirn läuft nicht ganz rund. Das Gehirn ist nämlich fast vollständig auf Kohlenhydrate als Energiequelle angewiesen. Gerade in den ersten Fastentagen kann sich die geringere Zufuhr auf die kognitiven Fähigkeiten auswirken. Es ist also völlig normal, wenn Ihnen mal etwas nicht gleich einfällt. Keine Angst, der Stoffwechsel passt sich sehr schnell an und Sie sind bald wieder voll da!

Und dann ist Sport angesagt Sie können heute walken, Fahrrad fahren, laufen oder wandern – der Körper bringt so Sauerstoff in die Muskelzellen und die Fettverbrennung kommt in Gang. Auf diesem Weg werden Beine, Bauch und Po ihr Fett wegkriegen.

Mittags: all'italiano

Wie wäre es heute mal mit der italienischen Zucchinisuppe (Seite 67)? Und danach halten Sie einen Mittagsschlaf mit Leberwickel (Seite 31). Das wird Ihnen guttun.

Wussten Sie, dass Fruchtgemüse wie Zucchini, Gurke, Tomate und Paprika besonders leicht verdaulich sind und sich deshalb hervorragend zum Fasten eignen? Diese Gemüsesorten entstehen aus Blüten und wachsen oberirdisch im Gegensatz zu Wurzeln und Knollen wie Möhren, Sellerie oder Roter Bete. Ihr Fleisch ist nicht so fest und hat einen besonders hohen Wasseranteil. Deshalb lassen sie sich gut kauen und verdauen. Der hohe Mineralstoffanteil ist gut verwertbar. Fruchtgemüse ist köstlich und entlastet das Verdauungssystem. Auch Kürbis und Aubergine zählen zu den Gemüsefrüchten. Letztere schmeckt allerdings nur, wenn sie vollständig durchgegart ist. Das macht ihre Verarbeitung in der Küche etwas aufwändiger.

Trinken

Als Teesorten eignen sich Rosmarintee oder Weißdorntee, die beide kreislaufanregend sind. Um die Entschlackung über Leber und Galle anzutreiben, sind auch Pfefferminztee oder Eisenkraut (Verbene) sinnvoll. Zur Leberreinigung und gegen Müdigkeit hat sich Mariendistel bestens bewährt (Link zum Fastenshop siehe Empfehlungen Seite 106).

Spinat-Apfel-Paprika-Drink (250 ml)

- 1 Handvoll Babyspinat
- 2 Äpfel
- ½ gelbe Paprika
- 1 Prise Zimt

Alle Zutaten entsaften und in einem Longdrinkglas servieren.

Tipp Zimt stabilisiert den Blutzucker, zudem enthält der Saft noch reichlich Kalium zur Entwässerung und Magnesium zur Ausscheidung der Säuren aus der Muskulatur.

Abends: Heißes für Frostbeulen

Mit der exotischen Tomatensuppe (Seite 69) schützen Sie Ihre Gefäße, denn der sekundäre Pflanzenstoff Lykopin steckt vor allem in Tomaten. Diese Suppe hebt Ihre Stimmung – die ideale Belohnung für den zweiten Fastentag.

Sie können am zweiten Fastentag auch abends die Wärmflasche mit ins Bett nehmen und den Leberwickel (Seite 31) wiederholen. Besonders wenn Sie ein Kältetyp sind, also leicht frieren und immer kalte Füße oder Hände haben, ist die Wärmflasche am Abend optimal.

3. Fastentag – Routine stellt sich ein

Nun haben Sie schon einiges erreicht, die ersten beiden Fastentage sind vorüber. Heute fühlen Sie sich schon viel frischer und leichter als an den Vortagen, nicht wahr? Es fehlen noch vier Fasten- und zwei Aufbautage, dann ist Ihr Fatburner-Programm absolviert.

Morgens: Bewegung nach dem Frühstück

Bereiten Sie sich doch heute Morgen mal die süße Hafersuppe (Seite 60) zu. Sie schmeckt einfach köstlich, das ist Fasten mit Genuss!

Ruhig mal ins Schnaufen kommen Nach dem Frühstück sind Sie gestärkt für ein ordentliches Bewegungsprogramm. Steigern Sie heute für eine Zeit die Geschwindigkeit beim Gehen, schalten Sie aber nach einer Weile einen Gang zurück. So wird die Fettverbrennung optimal angekurbelt und der Körper geradezu gezwungen, sein Fett herzugeben, da bei dieser Anstrengung die Kohlenhydratreserven nicht ausreichen.

Mittags: Ruhe nach dem Mittagessen

Wie wäre es mit einer leckeren Spargelsuppe (Seite 73), die intensiv entwässert, oder dem schlanken Blumenkohl-Brokkoli-Süppchen (Seite 83). Danach können Sie sich bei einem leckeren Drink entspannen.

In der Fastenzeit sollten Sie Ihr Nervensystem schonen, da es für den Körper schwierig ist, den Nerven alle nötigen Vitalstoffe zu liefern. Mit unseren Fatburner-Suppen und -Säften ist dies jedoch kein Problem. Trotzdem sollten Sie sich viel Ruhe gönnen, keine langen Autofahrten unternehmen und sich viel in der freien Natur aufhalten.

Trinken

Trinken Sie den ganzen Tag über ausreichend Wasser und Kräutertee. Als Tee eignen sich Hagebutten- oder Salbeitee, da so ein hautreinigender Effekt erzielt wird. Ihre Haut wird von Tag zu Tag reiner und straffer.

Relax-Drink

- 2 Äpfel
- Stränge einer kleinen Staude Sellerie (85 g)
- 2 Kiwis
- ½ Zitrone

Äpfel, Sellerie, Kiwis und Zitrone entsaften und den Drink entspannt genießen.

Tipp Dieser Saft enthält reichlich Vitamine der B-Gruppe, die sehr gut für das Nervensystem sind. Er macht Sie ausgeglichen, Sie fühlen sich relaxt und zufrieden.

Abends: nach der Suppe ein Fußbad

Belohnen Sie sich mit der Asia-Suppe (Seite 92) mit Kokosmilch und Bananen. Das Serotonin in den Bananen sorgt für gute Laune.

Relaxendes Fußbad Warme Fußbäder fördern die Ausscheidung von Schlacken über die Nieren. Ein weiteres Problem während einer Fastenkur sind kalte Füße, die durch ein Fußbad ausreichend gewärmt werden. Dazu benötigen Sie eine Fußbadewanne oder ein entsprechendes Gefäß, das Sie bis über die Knöchel hoch mit Wasser füllen. Die Temperatur sollte bei etwa 36 bis 38 Grad liegen. Danach gießen Sie Ihre Füße kurz mit etwa 12 bis 18 Grad kaltem Wasser ab.

Trockene Lippen?

Dagegen hilft ein Fettstift mit Calendula-Öl. Am Ende der Woche wird die Haut jedoch wunderschön, sie erlernt ihre eigene Fettregulation wieder. Sie werden Komplimente erhalten, wie gut und frisch Sie aussehen.

4. Fastentag – heute wird's grün

An Ihrem vierten Fastentag dürfen Sie sich einen wunderbaren Saunanachmittag gönnen – vorausgesetzt, Sie fühlen sich kreislaufstabil.

Morgens: herzhafter Hafer

Genießen Sie die herzhafte Hafercremesuppe (Seite 60), bevor Sie Ihre Wanderschuhe schnüren. Sie dürfen das Tempo zwischenzeitlich gerne auch mal steigern – so kommt der Kalorienverbrauch auf Touren.

Mittags und abends: aus eins mach zwei

Kochen Sie die grüne Basis-Suppe (Seite 89) gleich für die Mittags- und die Abendmahlzeit, damit Sie heute richtig ausspannen können. Wie wäre es am Mittag mit der Apfel- und am Abend mit der Brokkoli-Variante?

Saunatag zum Relaxen Die Sauna dient einerseits der Entspannung, andererseits werden durch das Schwitzen über die Haut Schlackenstoffe frei. Die Wärme wird Ihnen guttun, denn wahrscheinlich haben Sie in den letzten Tagen stärker gefroren als sonst.

Trinken

Vergessen Sie am Saunatag nicht, mindestens drei, besser jedoch vier Liter zu trinken. Sie verlieren durch das Schwitzen sehr viel Flüssigkeit. Nehmen Sie einfach zwei Thermoskannen mit in die Sauna: eine für die Suppe und die andere gefüllt mit Rotbusch-Tee. Lassen Sie es sich heute mal so richtig gut gehen.

Durchblick-Drink

- 2 Birnen
- kleine Selleriestauden-Stränge (85 g)
- 1 Handvoll Brunnenkresse
- 100 g Spinat

Birnen und Sellerie entsaften, in einen Mixer umfüllen und mit Spinat und Brunnenkresse gut pürieren. Eventuell etwas Wasser zufügen.

Tipp Der grüne Farbstoff im Spinat und im Staudensellerie wirkt sich äußerst positiv auf die Augen aus. Er heißt Lutein und schützt den Punkt des schärfsten Sehens auf der Netzhaut, die Macula lutea.

5. Fastentag – darf's ein bisschen Wellness sein?

Jetzt haben Sie es bald geschafft. Planen Sie für den Nachmittag einen Massagetermin ein und lassen Sie sich richtig verwöhnen. In Asien stehen Massagen in puncto Gesundheitsvorsorge ganz weit vorn. Sie gehören zur Gesunderhaltung genauso dazu wie bei uns Ernährung und Bewegung. Aber zuerst steht heute wieder eine Darmreinigung an.

Morgens: Es wird fruchtig

Heute essen Sie die warme Fruchtsuppe (Seite 70), denn sie liefert ausreichend Energie für eine längere Wanderung. Bewegung und Entspannung sollen sich stets die Waage halten und die schöne Massage sollen Sie sich verdienen!

Mittags: heute mal exotisch

Bereiten Sie die Linsen-Curry-Suppe mit Ananas (Seite 76) zu. Der Hauptinhaltsstoff von Curry ist Gelbwurz, auch Kurkuma genannt. Sie ist ganz besonders gesund und hat viel antioxidatives Potenzial.

Ölmassage hilft beim Entsäuern: Gönnen Sie sich heute eine ayurvedische Massage oder eine andere Ganzkörperölmassage, um die Entschlackung des Stoffwechsels noch zusätzlich zu unterstützen. Außerdem kommt der Geist zur Ruhe und die Gedanken hören auf zu kreisen. Genießen Sie diesen Zustand!

Abends: zum Schluss feurig-scharf

Gönnen Sie sich heute Abend die Paprikasuppe (Seite 86). Alles, was scharf ist, kurbelt den Stoffwechsel an, also guten Appetit!

Trinken

Bunter Gemüsesaft

- 1 Möhre
- ¼ grüne Paprika
- Stränge einer kleinen Staude Sellerie (85 g)
- ½ Gurke
- 1 Tomate

Alle Zutaten entsaften und diesen einzigartigen Power-Cocktail genießen.

Tipp Der Saft ist reich an Vitamin C und A, Eisen, Zink, Kalium und Selen.

6. Fastentag – zum letzten Mal Suppe

Heute ist Ihr letzter Fastentag. Genießen Sie diesen Fatburner-Tag noch einmal in vollen Zügen!

Morgens: Heute wird gewandert

Nach dem Frühstück mit Hafercremesuppe (Seite 60) geht es raus an die frische Luft: Schnüren Sie die Wanderschuhe und unternehmen Sie heute eine längere Wanderung von etwa drei Stunden (Wanderrouten finden Sie z. B. unter www.wanderbares-deutschland.de) Sicherlich fühlen Sie sich fit und verspüren eine Leichtigkeit – schließlich haben Sie ja auch schon einige Kilos abgespeckt.

Mittags und abends: zweimal rot

Kochen Sie die rote Basis-Suppe (Seite 68) in doppelter Menge. Wie wäre es mit der Variante mit Aubergine für das Mittagessen und Zucchini am Abend?

Heute Abend sollten Sie sich etwas Ruhe gönnen, z. B. mit einer wohltuenden Gesichtsmaske aus Tonerde (Seite 28).

Trinken

Vom Saftpressen haben Sie sicher noch Obst und Gemüse übrig. Pressen Sie daraus einen kreativen Reste-Saft. Außerdem trinken Sie über den ganzen Tag verteilt wieder ausreichend Kräutertee und stilles Wasser. Heute dürfen Sie Ihren Lieblingstee zubereiten.

Lust weiterzumachen?

Wie fühlen Sie sich? Wollen Sie wirklich aufhören oder haben Sie vielleicht Lust, noch länger weiterzufasten? Je länger Sie unsere Fatburner-Suppen essen, desto intensiver ist die Entschlackung und desto höher die Gewichtsabnahme. Suppenfasten ist bis zu drei Wochen problemlos möglich, vorausgesetzt, Sie sind motiviert. Das Entsäuerungsprogramm lässt sich schließlich auch kinderleicht in Ihren Alltag integrieren. Wenn Sie weitermachen wollen, empfehlen wir Ihnen das Online-Programm »10 Tage Schlank statt sauer« mit persönlichem Coaching von Ralf Moll (Link siehe Empfehlungen Seite 106). Oder wollen Sie es lieber mal mit Intervallfasten (Seite 56) probieren?

1. Aufbautag – das Fastenbrechen feiern

Hurra, Sie haben es fast geschafft! Die Suppentage sind vorüber und Sie haben hervorragend an Gewicht verloren. Wichtig ist jetzt, den Körper langsam wieder an feste Nahrung zu gewöhnen.

Verzichten Sie weiterhin auf fette Speisen, tierische Fette und Eiweiß sowie Kaffee und Alkohol. Trinken Sie weiterhin reichlich, mindestens drei Liter am Tag. Essen Sie nach dem Fasten langsam und überwiegend leicht Verdauliches.

Morgens: Suppe und Bewegung

Nach dem Frühstück mit Hafersuppe (Seite 60) drehen Sie am besten eine Runde an der frischen Luft.

Mittags: die erste feste Nahrung

Essen Sie einen schönen reifen Apfel. Setzen Sie sich dazu an einen Tisch und schneiden Sie den Apfel in 30 kleine Stücke. Genießen Sie nun jedes Apfelstückchen, bis es flüssig ist, denn »gut gekaut ist halb verdaut«. Richtig und gut kauen ist in der Aufbauphase enorm wichtig.

Tipp Der Apfel wirkt wie ein Darmbesen: Er ist in der Lage, mit seinen Ballaststoffen den Darm zu trainieren und Ablagerungen mit auszuscheiden.

Abends: Kartoffeln und Gemüse

Bereiten Sie eine Gemüsepfanne aus zwei mittelgroßen Kartoffeln und all Ihren Gemüseresten zu, die sich über die Woche angesammelt haben. Einfach alles klein schneiden und in etwas Olivenöl andünsten, fertig! Oder Sie entscheiden sich für die feurige Sauerkrautsuppe (Seite 80). Sie ist nicht püriert und regt die Darmtätigkeit optimal an. Genau das Richtige für die Aufbautage.

Trinken

Um die Verdauungssäfte nach dem Fasten wieder zu locken und nicht unnötig zu verdünnen, trinken Sie bitte nicht während der Mahlzeiten. Im Aufbau gilt die Regel: »Wenn ich esse, dann esse ich, wenn ich trinke, dann trinke ich.« Wichtig ist, dass Sie eine halbe Stunde vor und eine Stunde nach dem Essen keine Flüssigkeit zuführen, damit die Verdauungsenzyme optimal arbeiten können. So funktioniert der Übergang vom Fasten zum normalen Essen reibungslos.

2. Aufbautag – »gut kauen« heißt die Devise

Heute dürfen Sie sich auf die Waage stellen! Achten Sie bei den Mahlzeiten darauf, dass Sie weiterhin gründlich kauen, und essen Sie zwischendurch rohes Gemüse und Salat. So lernt der Körper, verstärkt Verdauungssäfte zu bilden.

Morgens: endlich wieder Brot

Essen Sie zum Frühstück gutes Brot, am besten Dinkelbrot, mit Honig oder ungezuckerten Fruchtaufstrichen.

Mittags und nachmittags: Gemüse, Salat und Obst

Zum Mittagessen gibt es drei bis vier kleine Pellkartoffeln mit Möhrengemüse, dazu einen gemischten Salat. Als Nachmittagssnack eignen sich ein Apfel oder eine Birne.

Abends: Rohkost und frische Kräuter

Bereiten Sie einen Rohkostteller oder gedünstetes Gemüse zu. Als Beilage eignen sich sehr gut Pellkartoffeln mit etwas Butter oder einem Avocadodip mit vielen frischen Kräutern.

Vorsicht bei Alkohol! Wenn Sie Alkohol trinken möchten, bitte vorsichtig, denn nach dem Fasten steigt der Alkohol schnell in den Kopf. Warten Sie noch ein paar Tage und beginnen Sie dann vielleicht erst mal mit einer Weinschorle.

Sie haben es geschafft! Ab morgen dürfen Sie wieder mit Maß und Verstand die Speisen essen, die Sie gerne essen möchten, denn morgen ist die Fastenzeit abgeschlossen. Dann können Sie Ihr Essen wieder in vollen Zügen genießen. Herzlichen Glückwunsch, Sie haben es geschafft! Planen Sie bereits heute Ihre nächste Fatburner-Suppenwoche, denn für den Stoffwechsel ist eine Fastenkur zweimal im Jahr sinnvoll.

Die Fatburner-Suppenwoche auf einen Blick

	1. Tag	2. Tag	3. Tag
nach dem Aufstehen	Wasser trinken (1–2 Gläser), Trockenbürsten (Seite 31), Einlauf (Seite 30, zur Darmreinigung), Wechseldusche (Seite 31)	Wasser trinken, Trockenbürsten (Seite 31), grüner Tee für den Kreislauf, Wechseldusche (Seite 31)	Wasser trinken, Trockenbürsten (Seite 31), Einlauf (Seite 30), Wechseldusche (Seite 31)
Frühstück	Tonerde (Seite 28) nehmen (1 TL in Wasser), Hafercremesuppe (Seite 60)	Tonerde nehmen (Seite 28), Warme Fruchtsuppe (Seite 70)	Tonerde nehmen (Seite 28), Süße Hafersuppe (Seite 60)
vormittags	Bewegung, die Spaß macht (Wandern, Radfahren, Walking usw., 1–3 Std.)	Blitz-Yoga (Seite 44) als Sauerstoffquelle, danach Bewegung, die Spaß macht (1–3 Std.)	längere Wanderung, variierer Sie die Geschwindigkeit (1–3 Std.)
mittags	1–2 Teller Fatburner-Suppe (z. B. Steckrüben-Möhren-Suppe (Seite 66) oder rote Basis-Suppe (Seite 68) mit Kidneybohnen	1–2 Teller italienische Zucchinisuppe (Seite 67)	1–2 Teller Spargelsuppe (Seite 73) zur Entwässerung oder Blumenkohl-Brokkoli-Süppchen (Seite 83)
nachmittags	Brottrunk (Seite 28, 1 Glas mit Wasser oder Apfelsaft verdünnt), Leberwickel (Seite 31), Mittagsruhe	Brottrunk (Seite 28), Leberwickel (Seite 31), Mittagsruhe, Blitz-Yoga (Seite 44)	Brottrunk (Seite 28), Leberwickel (Seite 31), Mittagsruhe
Saft	Ananas-Beeren-Smoothie (Seite 44)	Spinat-Apfel-Paprika-Drink (Seite 46)	Relax-Drink (Seite 48)
Tee	Nieren- oder Goldrutentee	Rosmarin-, Weißdorn-, Pfefferminz- oder Eisenkrauttee	Hagebutten- oder Salbeitee
abends	Rote Basis-Suppe (Seite 68) mit frischen Kräutern, 3 Chlorella-Algen-Tabletten (Seite 29) mit Wasser einnehmen	Exotische Tomatensuppe (Seite 69), 3 Chlorella-Algen-Tabletten (Seite 29), Blitz-Yoga (Seite 44)	Asia-Suppe (Seite 92), 3 Chlorella-Algen-Tabletten (Seite 29)
Besonderheit	Basenbad (Seite 43) zur Entschlackung am Abend	Kreislauf stabil halten, sonst Honig in den Tee	warmes Fußbad (Seite 48) zur Entsäuerung
Alternativ für Berufstätige	Gelber Blitz (Seite 34)	Grüner Blitz (Seite 34)	Ingwer-Blitz (Seite 35)

Anmerkung: Hierbei handelt es sich natürlich nur um Vorschläge. Schauen Sie sich die Rezepte an und wählen Sie nach Ihren V anbelangt. Dort erfahren Sie u.a., wie Sie die Bewegung in den Alltag integrieren können.

Tag	5. Tag	6. Tag
'asser trinken, Trockenbürsten ›eite 31), Wechseldusche ›eite 31)	Wasser trinken, Trockenbürsten (Seite 31), Einlauf (Seite 30), Wechseldusche (Seite 31)	Wasser trinken, Trockenbürsten (Seite 31), Wechseldusche (Seite 31)
›nerde nehmen (Seite 28), afercremesuppe (Seite 60)	Tonerde nehmen (Seite 28), Warme Fruchtsuppe (Seite 70)	Tonerde nehmen (Seite 28), Hafercremesuppe (Seite 60)
ngere Wanderung (1–3 Std.)	längere Wanderung, variieren Sie die Geschwindigkeit (1–3 Std.)	längere Wanderung (1–3 Std.)
–2 Teller Grüne Basis-Suppe ›eite 89) mit Apfel	1–2 Teller Linsen-Curry-Suppe (Seite 76)	1–2 Teller Rote Basis-Suppe (Seite 68) mit Auberginen
rottrunk (Seite 28), Leberwickel ›eite 31), Mittagsruhe, Sauna-achmittag zum Relaxen	Brottrunk (Seite 28), Leberwickel (Seite 31), Mittagsruhe, Öl-massage zum Entsäuern	Brottrunk (Seite 28), Leberwickel (Seite 31), Mittagsruhe
urchblick-Drink (Seite 49)	Bunter Gemüsesaft (Seite 50)	Reste-Saft (Seite 51)
otbuschtee	Anis-Fenchel-Kümmel-Tee	Kräutertee nach Wahl
rüne Basis-Suppe mit Brokkoli ›eite Seite 89), 3 Chlorella-lgen-Tabletten (Seite 29)	Paprikasuppe (Seite 86), 3 Chlorella-Algen-Tabletten (Seite 29)	Rote Basis-Suppe mit Zucchini (Seite 68), 3 Chlorella-Algen-Tabletten (Seite 29)
aunanachmittag: 4 Liter Flüssig-eit am Tag trinken	Ölmassage	Grüne-Tonerde-Gesichtsmaske (Seite 28)
oter Blitz (Seite 34)	Sommer- oder Winter-Blitz (Seite 35)	Reste-Blitz (Seite 35)

'ufstätig sind oder wenn Ihnen das zu aufwendig erscheint, so folgen Sie unseren Tipps (Seite 34), was den Tagesablauf

Für alle Fastenfans: Intervallfasten

Sie möchten gar nicht vom Fasten lassen, weil Sie sich so herrlich aufgeräumt, frisch und fit fühlen? Das müssen Sie nicht! Integrieren Sie das Fasten in Ihren Alltag – Ihre Gesundheit wird es Ihnen danken, genauso wie Ihr Hosenbund!

Nach einer Fastenwoche ist es viel einfacher, neue Gewohnheiten in den Alltag zu integrieren und sich von den nicht ganz so vorteilhaften Gewohnheiten zu trennen. Fasten bewirkt eine nachhaltige Lebensstiländerung. Warum also diese Chance nicht nutzen? Nehmen Sie das Fasten mit in Ihr Leben und fasten Sie im Alltag regelmäßig für kurze Perioden. Keine Frage, das Intervallfasten soll dieses »Großreinemachen« der Suppenfastenwoche nicht ersetzen, aber Intervallfasten als Kurzzeitfasten ist ideal, um den Fastenerfolg zu intensivieren.

Es ist mittlerweile erwiesen, dass lange Essenspausen, selbst bei gleicher Kalorienzahl, im Hinblick auf das Gewicht einen Vorteil bringen. Nehmen Sie also weiter ab, indem Sie einfach längere Essenspausen einlegen. Wie geht das? Das Intervallfasten ist einfacher, als es sich anhört. Sie haben die Wahl zwischen verschiedenen Varianten. Entscheiden Sie je nach Ihrem Alltag, Ihren Vorlieben und Ihrer körperlichen Verfassung.

Bevor Sie jedoch damit anfangen, gewöhnen Sie sich an drei Mahlzeiten täglich. Nehmen Sie keine Zwischenmahlzeiten zu sich. Dieser Rhythmus macht es Ihnen leichter, in diese Art des Fastens einzusteigen, und ist schon ein »Mini-Intervallfasten«.

Das 16:8-Fasten

Addieren wir 16 und 8 ergibt sich die Zahl 24. 24 Stunden hat ein Tag. Davon schlafen wir in der Regel 8 Stunden. Und nachts fasten wir sowieso. Sie haben die Möglichkeit, diesen Reparatur- und Regenerationsservice, der jede Nacht abläuft, auf 16 Stunden auszudehnen. Lassen Sie einfach das Frühstück weg. Kaffee dürfen Sie hierbei sogar trinken, jedoch ohne Milch und Zucker. Rechnen Sie ein bisschen … wann haben Sie am Vortag die letzte Mahlzeit zu sich genommen? Um 20 Uhr? Dann dürfen Sie am nächsten Tag um 12 Uhr wieder etwas essen. Oder Sie haben früh zu Abend gegessen? Um 17 Uhr? Dann dürfen Sie um 9 Uhr wieder essen. Oder frühstücken Sie für Ihr Leben gerne? Dann lassen Sie das Abendbrot weg. Nehmen Sie die letzte Mahlzeit um 15 Uhr ein, dann ist gegen ein Frühstück um 7 Uhr nichts einzuwenden. Wichtig ist nur, dass Sie die 16 Stunden einhalten, ohne etwas zu sich zu nehmen, was einen Nährwert hat, also bitte 0 Kalorien. Trinken Sie in dieser Zeit ungesüßten Tee und Wasser, so viel Sie mögen. Übrigens können Sie sich auch langsam an die 16 Stunden herantasten. Beginnen Sie mit 12:12 für eine Woche und steigern Sie sich allmählich.

5:2 – Das Intermollfasten

Probieren Sie doch mal Intervallfasten mit Suppen nach Ralf Moll. Und das funktioniert so: 5 und 2 addiert ergibt 7. Sieben Tage hat die Woche. Essen Sie an fünf Tagen ganz normal, wie Sie mögen. An den anderen beiden Tagen wird gefastet. Sie können die beiden Tage direkt hintereinander, oder auch getrennt voneinander legen. Fasten Sie am besten so, wie Sie es in diesem Buch kennengelernt haben. Machen Sie zwei Suppentage, an denen Sie dreimal täglich 1–2 Teller Suppe zu sich nehmen und evtl. noch einen frisch gepressten Saft oder Smoothie. Auch hier ist schwarzer Kaffee oder Espresso erlaubt. Die tägliche Fastenroutine brauchen Sie nicht zu beachten, dürfen es aber natürlich, wenn Sie sich danach fühlen. Den Einlauf lassen Sie jedoch bitte weg, der gehört wirklich nur in die Fastenwoche. Sie werden sehen, wie schnell Sie sich an solch einen Rhythmus gewöhnen. Wenn Sie an diesem Punkt angelangt sind, möchten Sie das Intervallfasten nicht mehr missen. Sie schaffen sich so eine solide Basis für Ihre Gesundheit und Ihr Wohlbefinden: mit dem Intervallfasten mit Suppen – dem Intermollfasten!

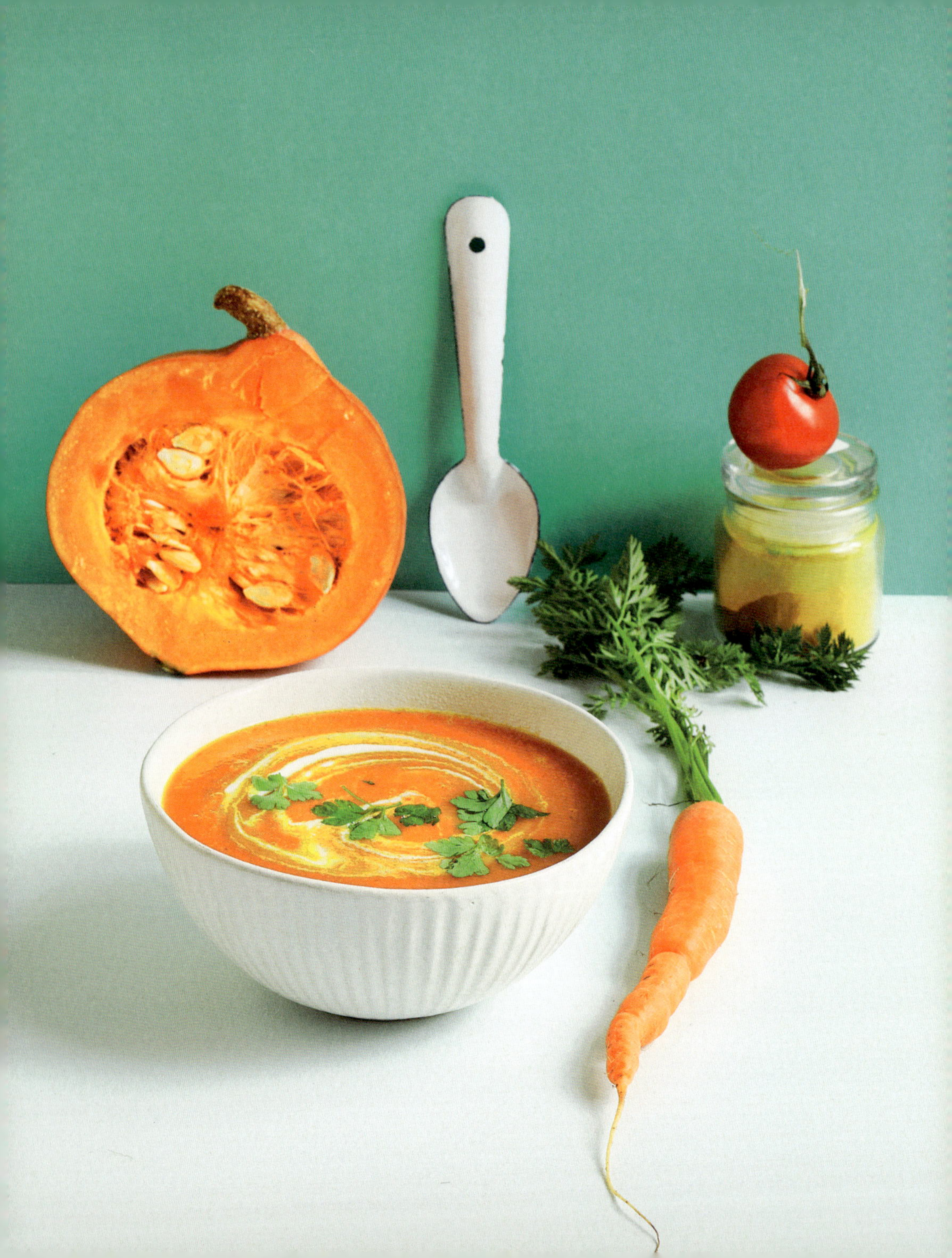

Fatburner-Suppenrezepte

Von süß bis scharf, von gutbürgerlich bis mediterran-exotisch, von grün bis rot: Hier finden Sie zahlreiche Rezepte für traumhaft leckere Suppen. So macht Fasten Spaß!

Frühstückssuppe
Herzhafte Hafercreme

Für 1 Person (2 Teller)
1 EL Olivenöl • 4 gestr. EL feine Vollkorn-Haferflocken • 450 ml Gemüsebrühe

- Olivenöl erhitzen und die Haferflocken darin kurz anrösten. Brühe angießen und kurz aufkochen lassen.
- Haferflocken ca. 5 Min. quellen lassen und sofort servieren.

Frühstückssuppe
Süße Hafersuppe

Für 1 Person (2 Teller)
250 ml Haferdrink • 150 ml Wasser • 4 gestr. EL feine Vollkorn-Haferflocken • 1 reife Banane • 1 Msp. gemahlene Vanille • 1 TL Apfeldicksaft nach Geschmack • Zimt

- Haferdrink mit Wasser erhitzen, Haferflocken und klein geschnittene Banane zufügen und 5 Min. bei geringer Hitze köcheln lassen.
- Vanille hinzufügen und pürieren. Auf Wunsch süßen und mit Zimt bestäuben.

» Süße Hafersuppe

Infos zu den Rezepten

Jedes Rezept ist für zwei Teller Suppe konzipiert und ergibt etwa 600–700 ml. Da sich frische Zutaten grundsätzlich unterscheiden, können die Resultate natürlich unterschiedlich ausfallen. Vielleicht reicht Ihnen ja auch ein Teller pro Mahlzeit. Genießen Sie dieselbe Suppe deshalb mittags und abends oder kochen Sie nur die halbe Menge. Passen Sie die Mengen einfach Ihren Bedürfnissen an. Übrigens: Die auf den folgenden Seiten mit »Bestseller« gekennzeichneten Suppen können Sie auch kaufen (Link zum Shop siehe Empfehlungen Seite 106). So geht's noch bequemer und genau so lecker!

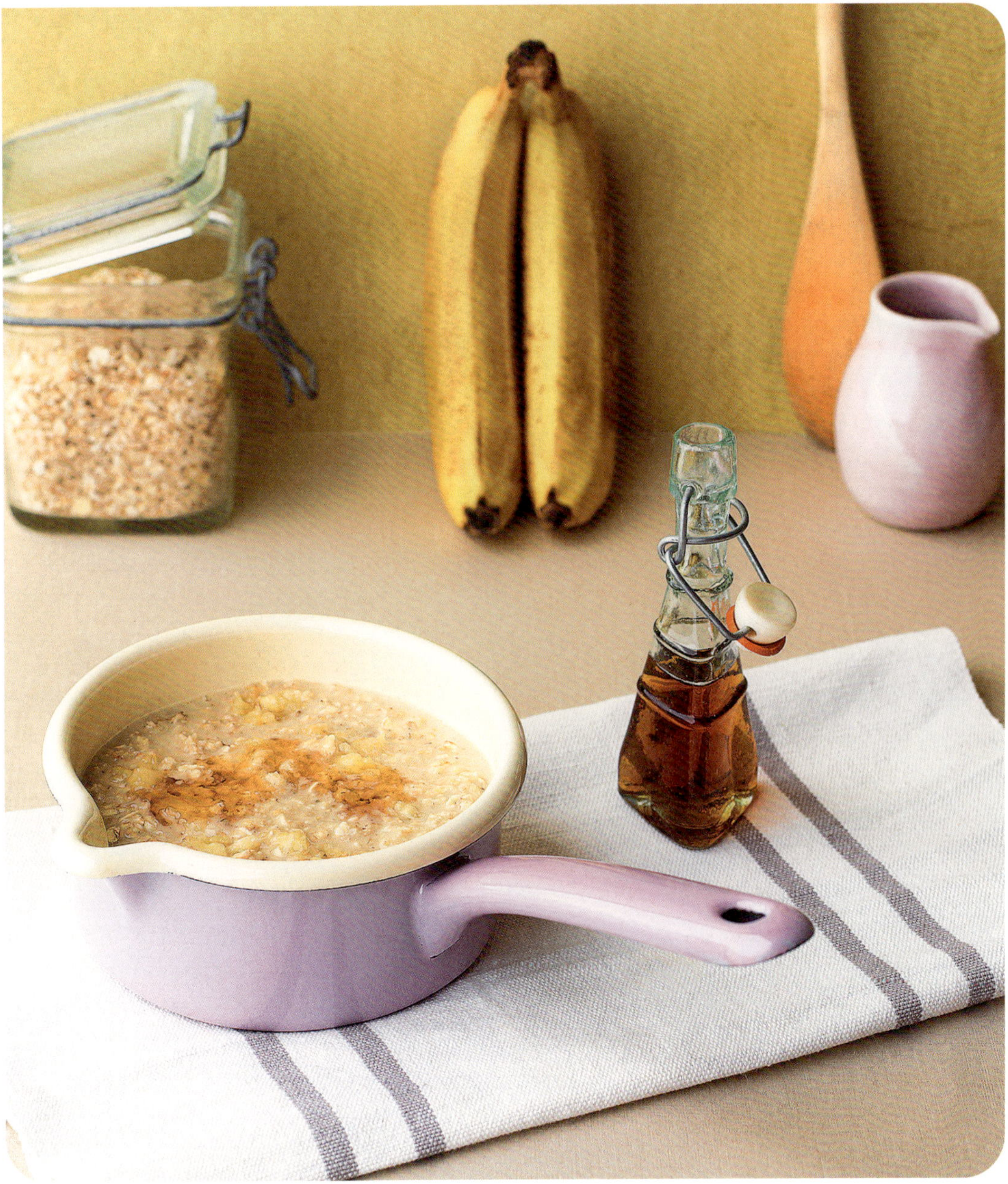

Fastensuppe

Fenchel-Kräuter-Suppe

Für 1 Person (2 Teller)

1 kleine Fenchelknolle • 1 kleine Kartoffel • 1 Bund gemischte Kräuter (z. B. Petersilie, Dill) • 350 ml Gemüsebrühe • Kräutersalz • gemahlener Pfeffer • 1 EL Sojasahne

- Fenchel putzen und klein schneiden. Kartoffel schälen, waschen und würfeln. Kräuter und Fenchelgrün fein hacken.
- Fenchel und Kartoffel in der Gemüsebrühe bei mittlerer Hitze 15 Min. köcheln lassen. In den letzten 2 Min. die Kräuter zugeben.
- Pürieren und mit Salz und Pfeffer würzen. Mit Sojasahne verfeinern.

Für Entlastungs- und Aufbautage

Kidneybohnen-Chili-Suppe

Für 1 Person (2 Teller)

1 kleine Zwiebel • ½ grüne Paprika • 1 EL Olivenöl • 1 Prise Chilipulver • ½ TL edelsüßes Paprikapulver • ¼ TL Kräutersalz • 200 ml Gemüsebrühe • 250 ml pürierte Tomaten (Glas) • 2 EL Gemüsemais (Glas) • 100 g Kidneybohnen (Glas) • 50 g feine Sojaschnetzel (Trockenprodukt)

- Zwiebel abziehen und fein würfeln. Paprika putzen, waschen und in kleine Stücke schneiden. Zwiebelwürfel im heißen Öl andünsten. Paprikastücke, Chili- und Paprikapulver sowie Kräutersalz zugeben und kurz mitdünsten. Mit 75 ml Brühe ablöschen, pürierte Tomaten sowie Mais und Kidneybohnen zugeben und das Ganze ca. 15 Min. garen.
- Sojaschnetzel in restlicher Gemüsebrühe aufkochen, 10 Min. bei geringer Hitze quellen lassen und zur Suppe geben.

» Kidneybohnen-Chili-Suppe

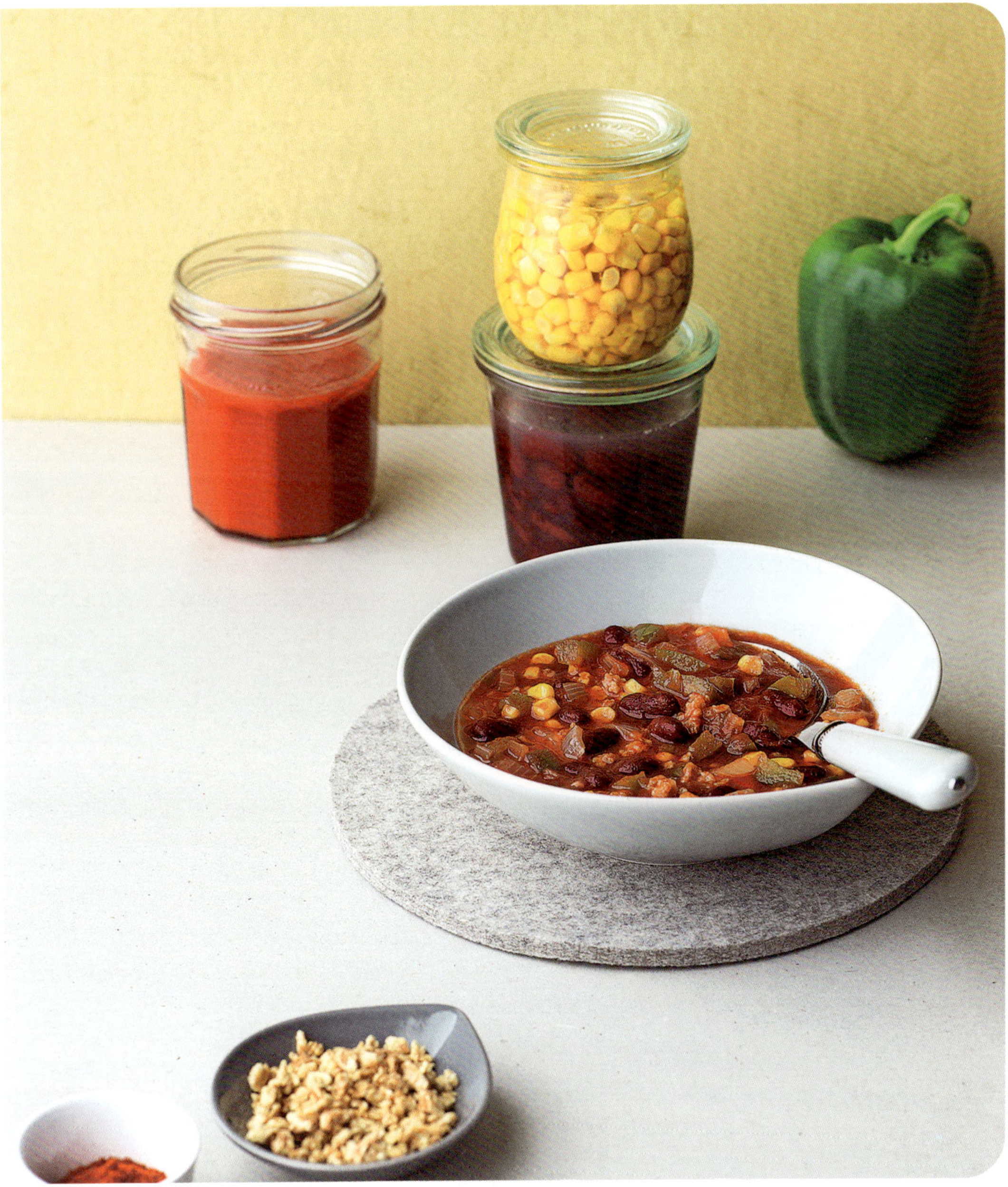

Fastensuppe

Champignoncreme-suppe

Für 1 Person (2 Teller)

1 Zwiebel • 1 EL Olivenöl • 250 g Champignons • 1 Kartoffel • 1 TL Sojasauce • 1 TL Zitronensaft • 300 ml Gemüsebrühe • Kräutersalz • 1 EL gehackte Petersilie

- Zwiebel abziehen, in kleine Würfel schneiden und im heißen Öl glasig dünsten. Champignons putzen, kurz waschen und in Scheiben schneiden. Kartoffel schälen, würfeln und mit den Champignons zu den Zwiebeln geben.

- Sojasauce und Zitronensaft zufügen und unter Rühren 2 Min. andünsten. Mit Gemüsebrühe ablöschen und zugedeckt ca. 10 Min. köcheln lassen.

- Einige Pilzscheiben herausnehmen und beiseitestellen. Die Suppe pürieren, mit Kräutersalz abschmecken, Pilzscheiben wieder dazugeben und mit Petersilie bestreut servieren.

Für Entlastungs- und Aufbautage

Minestrone mit Polentaklößchen

Für 1 Person (2 Teller)

Salz • 50 g Polenta (Maisgrieß) • 1 Möhre • ½ kleiner Kohlrabi • ½ kleine Stange Lauch • 450 ml Gemüsebrühe • etwas Petersilie

- 200 ml leicht gesalzenes Wasser erhitzen und die Polenta einrühren. Kurz aufkochen lassen (Vorsicht, es spritzt). Topf vom Herd ziehen und zugedeckt 10 Min. quellen lassen.

- Möhre und Kohlrabi schälen, waschen und grob raspeln. Lauch putzen, waschen und schräg in feine Scheiben schneiden.

- Brühe zum Kochen bringen und das Gemüse darin zugedeckt bei mittlerer Hitze ca. 10 Min. köcheln lassen. Von der Polenta mit einem Teelöffel kleine Nocken abstechen und diese in die heiße Suppe geben. Mit Petersilie bestreuen und servieren.

» Minestrone mit Polentaklößchen

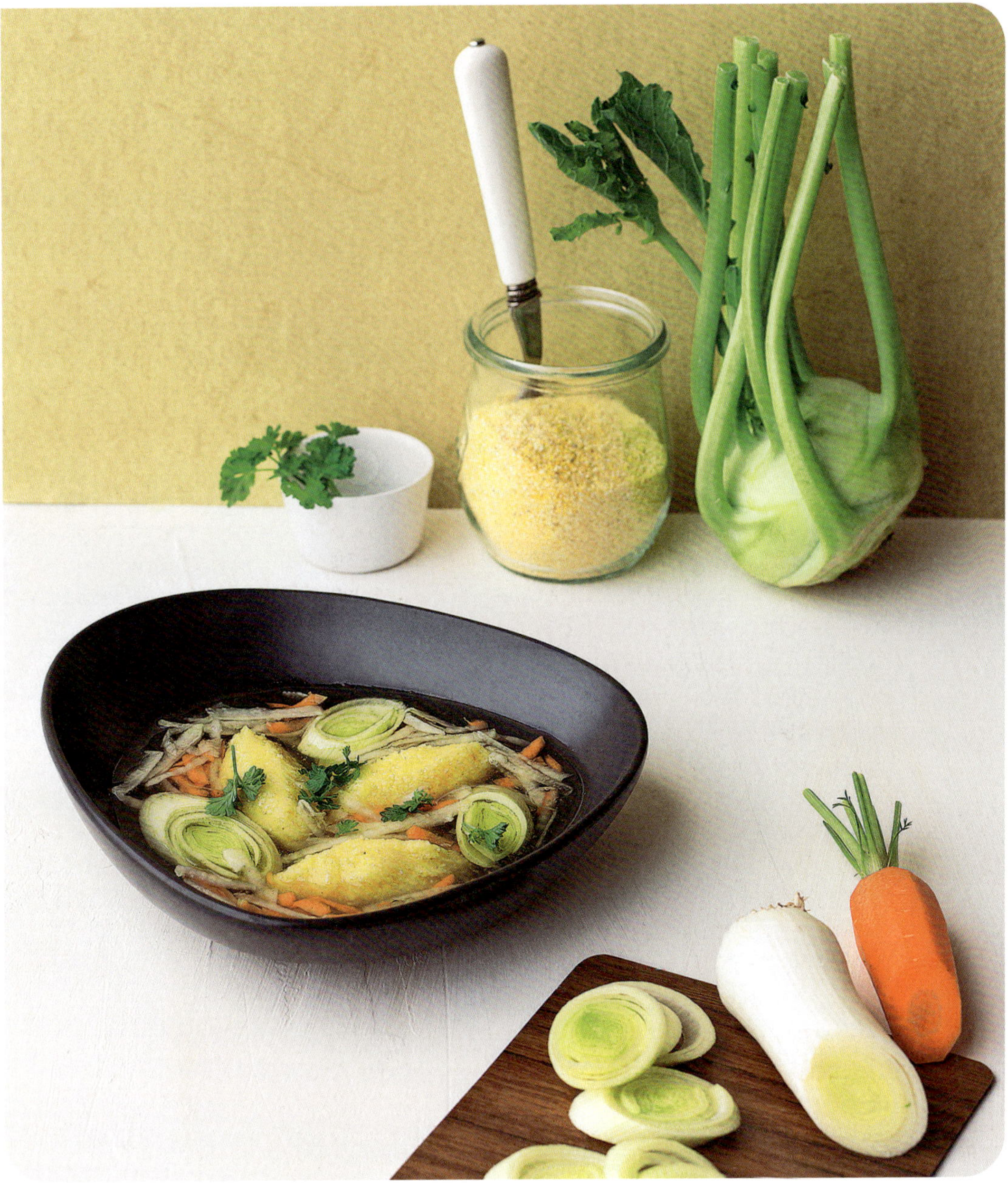

Fastensuppe

Feine Steckrüben-Möhren-Suppe

Für 1 Person (2 Teller)

- ½ kleine Steckrübe (ca. 180 g)
- 2 Kartoffeln
- 1 mittelgroße Möhre
- 1 Zwiebel
- 1 EL Olivenöl
- 1 Msp. gemahlener Kümmel
- Muskatnuss
- 450 ml Gemüsebrühe
- Kräutersalz
- Ingwer
- Kurkuma
- Pfeffer

● Steckrübe, Möhre und Kartoffeln schälen, waschen und in kleine Würfel schneiden. Zwiebel abziehen, fein würfeln und im heißen Öl glasig dünsten. Steckrüben-, Kartoffel- und Möhrenwürfel, Kümmel und reichlich Muskat zugeben und kurz mit anbraten.

● Mit der Brühe ablöschen und zugedeckt bei mittlerer Hitze ca. 20 Min. garen. Suppe pürieren und mit Salz, Ingwer, Kurkuma und Pfeffer pikant abschmecken.

Tipp Steckrüben bekommt man heute nicht mehr überall. Es handelt sich dabei um eine Kohlart, ähnlich dem Kohlrabi. Statt Steckrübe können Sie auch gut Kohlrabi verwenden.

Fastensuppe

Italienische Zucchinisuppe

Für 1 Person (2 Teller)

- 1 Zucchini
- ½ Knoblauchzehe
- 1 TL Pizzagewürz (z. B. Oregano, Basilikum, Rosmarin, Thymian)
- 1 EL Olivenöl
- 350 ml Gemüsebrühe
- Kräutersalz
- Pfeffer
- 1 EL Kartoffelmehl
- 1 kleine Tomate

● Zucchini putzen, waschen und in kleine Stücke schneiden. Knoblauchzehe pressen. Knoblauch und Pizzagewürz im heißen Öl andünsten. Zucchinistücke zugeben und kurz mit anbraten. Mit der Brühe ablöschen und zugedeckt bei mittlerer Hitze ca. 12 Min. dünsten.

● Suppe pürieren und mit Kräutersalz und Pfeffer abschmecken. Kartoffelmehl mit etwas kaltem Wasser anrühren, in die Suppe geben und noch einmal kurz aufkochen lassen.

● Tomate vom Stielansatz befreien, entkernen und das Fruchtfleisch in kleine Stücke schneiden. Die Tomatenstücke über die Suppe streuen.

Fastensuppe

Rote Basis-Suppe

Für 1 Person (2 Teller)

- 2 mittelgroße Kartoffeln
- 2 große Tomaten
- 1 kleine rote Paprikaschote
- 250 ml Gemüsebrühe
- Kräutersalz
- etwas Instant-Gemüsebrühpulver

- Kartoffeln schälen, waschen und in kleine Würfel schneiden. Tomaten von den Stielansätzen befreien, kurz in kochendes Wasser tauchen, häuten und in Stücke schneiden. Paprika waschen, die Kerne entfernen und ebenfalls in Stücke zerteilen.
- Kartoffeln, Tomaten und Paprika in der Gemüsebrühe ca. 20 Min. bei mittlerer Hitze zugedeckt köcheln lassen. Anschließend pürieren und mit Kräutersalz und Gemüsebrühpulver pikant abschmecken.

Varianten:

- 3 EL Sauerkraut in 1 EL Olivenöl anschmoren und mit 1 TL Apfeldicksaft und Kräutersalz würzen. Sauerkraut in die heiße Suppe geben und pürieren.
- 2 EL gegarte Kidneybohnen für 5 Min. in die Suppe geben, erwärmen und mit einer Prise Cayennepfeffer oder Chilipulver abschmecken. Anschließend pürieren.
- 1 Zucchini waschen, in Stücke schneiden und in wenig Brühe dünsten, mit Pizzagewürz (Oregano, Rosmarin, Thymian, Basilikum) und Kräutersalz abschmecken und warm in die Suppe geben.
- 1 kleine Aubergine putzen, würfeln und in etwas Gemüsebrühe garen, zur Suppe geben und pürieren.
- 1 Zwiebel und 1 Knoblauchzehe abziehen und in 1 EL Olivenöl andünsten. Mit etwas Brühe ablöschen, 5 Min. garen, zur Suppe geben und pürieren.
- 2 TL Kapern aus dem Glas zur Suppe geben und etwa 5 Min. darin erwärmen.
- 1 Bund frische (oder je 1 gehäufter TL getrocknete) Kräuter wie Rosmarin, Thymian, Oregano, Basilikum waschen, hacken und die Suppe damit abschmecken.

Fastensuppe

Exotische Tomatensuppe

Bestseller

Für 1 Person (2 Teller)

• 1 kleine Zwiebel • 1 EL Olivenöl • 2 Tomaten • ½ Mango • 1 EL Apfeldicksaft • 250 ml Gemüsebrühe • 50 ml Kokosmilch • 1 Prise Chili • 1 cm Ingwer • Pfeffer • Kräutersalz

• Zwiebel abziehen, fein würfeln und im Olivenöl glasig dünsten. Tomaten vom Strunk befreien, Mango schälen, beides würfeln und zu den Zwiebeln geben.

• Mit dem Apfeldicksaft kurz karamellisieren lassen und mit der Gemüsebrühe ablöschen. Ca. 7 Min. bei milder Hitze garen.

• Kokosmilch, Chili und frisch geriebenen Ingwer zufügen, 2 Min. mitgaren und pürieren. Mit Pfeffer und Kräutersalz fein abschmecken.

Sommervariante Genießen Sie die Suppe gekühlt! Das schmeckt ganz ausgezeichnet und ist herrlich erfrischend.

Fastensuppe

Kürbiscremesuppe

« (Abbildung auf Seite 58)

Für 1 Person (2 Teller)

½ kleiner Hokkaido-Kürbis (ca. 250 g) • 2 Möhren • 2 Tomaten • 300 ml Gemüsebrühe • Kräutersalz • Kurkuma • Ingwer • Pfeffer • 1 EL Sojasahne • 1 EL gehackte Petersilie

• Kürbis waschen und die Kerne herausschaben. Kürbis ungeschält in Stücke schneiden. Möhren schälen, waschen und ebenfalls in Stücke zerteilen. Tomaten von den Stielansätzen befreien, kurz in kochendes Wasser tauchen, häuten und klein schneiden.

• Kürbis-, Möhren- und Tomatenstücke in der Gemüsebrühe bei mittlerer Hitze zugedeckt ca. 15–20 Min. garen. Pürieren und mit Kräutersalz, Kurkuma, Ingwer und Pfeffer pikant abschmecken. Eventuell Sojasahne unterziehen. Mit Petersilie bestreut servieren.

Frühstückssuppe

Warme Fruchtsuppe mit Granatapfel

Für 1 Person (2 Teller)

3 getrocknete Aprikosen • 1 kleiner Apfel • 1 Orange • 2 EL Granatapfelkerne • Zimt • 1–2 TL Zitronensaft

- Aprikosen fein würfeln. Apfel entkernen, auf einer Küchenreibe raspeln. Orange auspressen. Granatapfel halbieren und die Kerne herausklopfen.

- Aprikosen in 350 ml Wasser mit etwas Zimt und Zitronensaft zum Kochen bringen und zugedeckt 10 Minuten köcheln lassen.

- Geriebenen Apfel, Orangensaft und Granatapfelkerne zufügen, nochmals kurz zum Kochen bringen. Mit Zimt und Zitrone abschmecken und in einem tiefen Teller anrichten.

Frühstückssuppe

Warme Fruchtsuppe mit Aprikosen und Pflaumen

Für 1 Person (2 Teller)

5 getrocknete Aprikosen • getrocknete Pflaumen • 3 Datteln • 2 gestr. EL feine Vollkorn-Haferflocken • 150 ml Orangen- oder naturtrüber Apfelsaft • 1 Msp. Zimt

- Trockenfrüchte, wenn nötig, entkernen, klein schneiden und mit den Haferflocken in 300 ml heißem Wasser ca. 30 Min. einweichen.

- Kurz aufkochen lassen, Fruchtsaft zugeben und im Mixer pürieren. Mit Zimt abschmecken und warm genießen.

» Warme Fruchtsuppe mit Aprikosen und Pflaumen

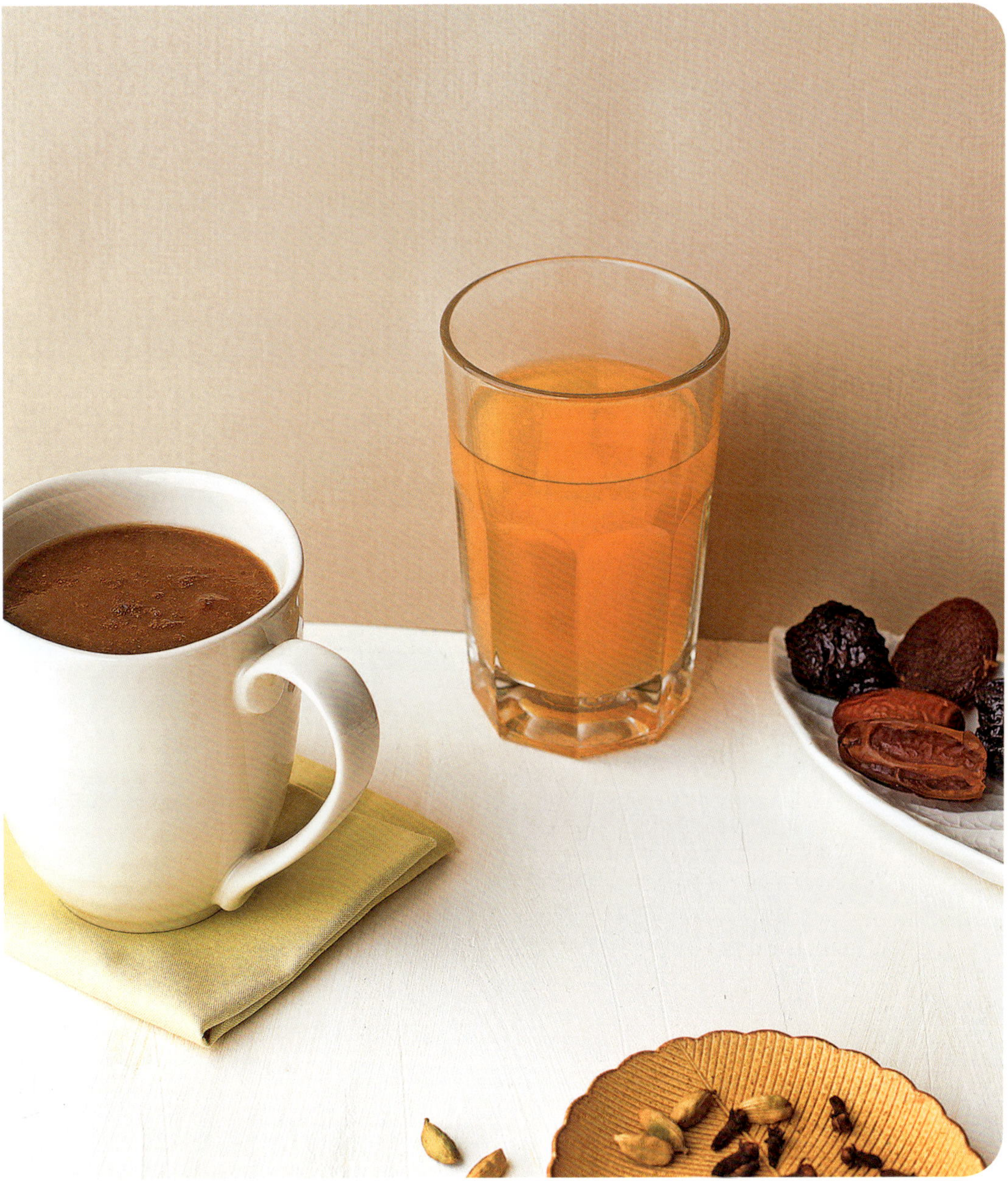

Fastensuppe

Apfel-Wirsing-Suppe

Für 1 Person (2 Teller)

¼ Wirsing (ca. 200 g) • 1 Apfel • 1 Zwiebel • 1 EL Olivenöl • 80 ml naturtrüber Apfelsaft • 400 ml Gemüsebrühe • Kräutersalz

• Aus dem Wirsing den Strunk herausschneiden. Kopf quer in sehr feine Streifen schneiden und waschen. Apfel vierteln, vom Kerngehäuse befreien, schälen und in kleine Stücke schneiden. Zwiebel abziehen und fein würfeln.

• Öl erhitzen und die Zwiebelwürfel darin glasig werden lassen. Apfel zugeben und kurz mit anbraten. Tropfnassen Wirsing zugeben, kurz anbraten und mit Apfelsaft und Gemüsebrühe ablöschen.

• Wirsing zugedeckt bei mittlerer Hitze ca. 10–15 Min. dünsten. Gut pürieren und mit Kräutersalz abschmecken.

Fastensuppe

Bärlauchsuppe

Für 1 Person (2 Teller)

½ Bund Bärlauch • 1 kleine Zwiebel • 1 EL Olivenöl • 450 ml Gemüsebrühe • 2 EL Kartoffelmehl • Kräutersalz • Muskatnuss

• Bärlauch waschen und quer in feine Streifen schneiden. Zwiebel abziehen, würfeln und im heißen Öl glasig dünsten. Bärlauch zugeben und kurz mit andünsten. Mit der Brühe ablöschen und zugedeckt bei mittlerer Hitze ca. 5 Min. köcheln lassen.

• Kartoffelmehl mit etwas kaltem Wasser anrühren, zur Suppe geben, weitere 5 Min. köcheln lassen und mit Kräutersalz und Muskatnuss abschmecken.

Fastensuppe

Spargelsuppe

Für 1 Person (2 Teller)

5 Stangen weißer Spargel • 400 ml Gemüsebrühe • 1 EL Rohrzucker • 1 TL Kartoffelmehl • Kräutersalz • 1 TL Sojasahne

- Spargel schälen, waschen, schräg in kleine Stücke schneiden und mit der Gemüsebrühe und Zucker ca. 10 Min. garen.

- Kartoffelmehl mit etwas kaltem Wasser anrühren, zur Suppe geben und 5 Min. köcheln lassen.

- Suppe pürieren, mit Kräutersalz abschmecken und mit der Sojasahne verfeinern.

Fastensuppe

Scharfe Kartoffel-Möhren-Suppe

Für 1 Person (2 Teller)

2 mittelgroße Möhren • 2 kleine mehligkochende Kartoffeln • 1 kleine Zwiebel • 2 EL Olivenöl • ½ TL Kurkumapulver • ¼ TL Currypulver • ½ TL frisch geriebener Ingwer • 1 TL Apfeldicksaft • 350 ml Gemüsebrühe • ¼ TL Kräutersalz • Pfeffer • Saft von ½ Orange (ca. 50 ml)

- Möhren schälen, waschen und in kleine Stücke schneiden. Kartoffeln schälen, waschen und würfeln. Zwiebel abziehen, fein würfeln und im heißen Öl mit Kurkuma- und Currypulver sowie Ingwer und Apfeldicksaft andünsten.

- Möhren- und Kartoffelstücke zugeben und kurz anschmoren. Mit Gemüsebrühe ablöschen und zugedeckt bei mittlerer Hitze ca. 15 Min. garen. Die Suppe im Mixer fein pürieren und mit Kräutersalz, Pfeffer und Orangensaft abschmecken.

Fastensuppe

Kartoffelsuppe mit Spinat

Für 1 Person (2 Teller)

- 2 mittelgroße mehligkochende Kartoffeln
- 2–3 Handvoll frischer Spinat
- 350 ml Gemüsebrühe
- ½ Zwiebel
- 2 EL Olivenöl
- ¼ TL Muskatnuss
- ¼ TL Kräutersalz
- evtl. 1 EL Sojasahne

● Kartoffeln schälen, waschen, in Würfel schneiden und in der kochenden Gemüsebrühe ca. 15 Min. garen. Anschließend die Kartoffeln in der Brühe fein zerstampfen.

● Die frischen Spinatblätter von den Stielen trennen, die Blätter in schmale Streifen schneiden und waschen. Zwiebel abziehen, fein würfeln und im heißen Öl glasig dünsten.

● Tropfnassen Spinat zugeben, kurz andünsten und mit reichlich frisch geriebenem Muskat und etwas Kräutersalz würzen. Kartoffelbrühe zugeben, kurz aufkochen lassen und alles zugedeckt bei mittlerer Hitze ca. 5 Min. dünsten.

● Die Suppe in einen tiefen Teller geben und auf Wunsch mit Sojasahne verfeinern.

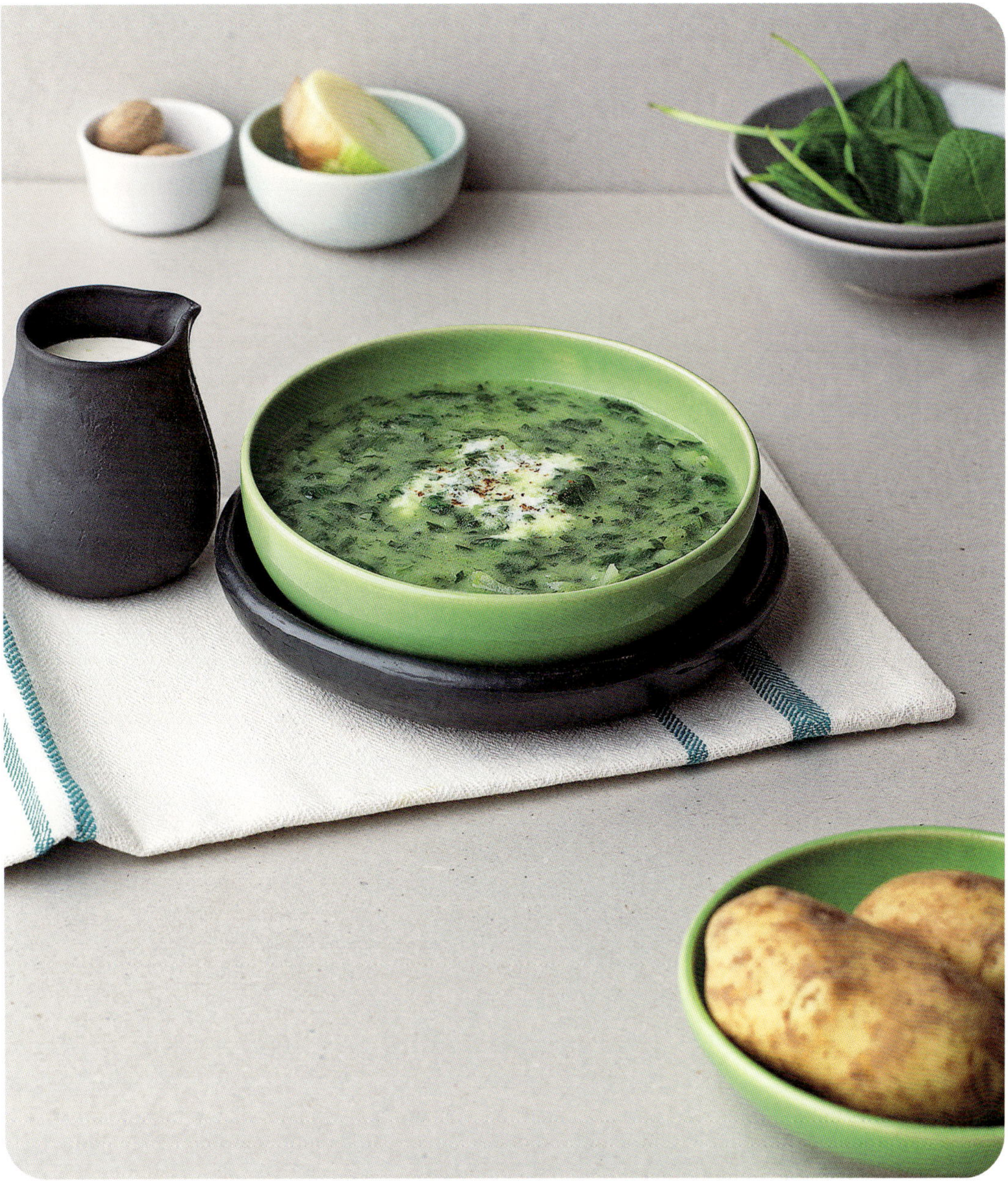

Fastensuppe

Kartoffel-Zucchini-Kräuter-Suppe

Für 1 Person (2 Teller)

2 mittelgroße mehligkochende Kartoffeln • 1 kleine Zucchini • 4 Frühlingszwiebeln • ½ Kästchen Kresse • ½ Bund Dill • 350 ml Gemüsebrühe • ¼ TL Kräutersalz • Pfeffer • evtl. 1–2 EL Sojasahne

- Kartoffeln schälen, waschen und würfeln. Zucchini putzen, waschen und in kleine Stücke schneiden. Frühlingszwiebeln waschen und in schmale Ringe schneiden. Kresse vom Beet schneiden, unter fließendem kaltem Wasser abspülen und abtropfen lassen. Dill waschen, trocken tupfen und grob zerhacken.

- Brühe zum Kochen bringen und die Zwiebel-, Kartoffel- und Zucchiniwürfel darin zugedeckt bei mittlerer Hitze ca. 15 Min. dünsten.

- Alles im Mixer fein pürieren, die Kresse und den fein gehackten Dill unterziehen und mit Kräutersalz und Pfeffer abschmecken. Auf Wunsch mit Sojasahne verfeinern.

Fastensuppe

Linsen-Curry-Suppe mit Ananas

Bestseller

Für 1 Person (2 Teller)

100 g rote Linsen • 1 EL Olivenöl • je ¼ TL Currypulver und Kurkuma • 500 ml Gemüsebrühe • 50 ml Ananassaft • Kräutersalz • Pfeffer

- Linsen waschen und auf einem Sieb abtropfen lassen. Öl erhitzen und die Linsen zusammen mit Curry und Kurkuma kurz anbraten. Mit Gemüsebrühe ablöschen und zugedeckt bei mittlerer Hitze ca. 20 Min. garen.

- Die Suppe pürieren und mit Ananassaft, Kräutersalz und Pfeffer fruchtig-pikant abschmecken.

» Linsen-Curry-Suppe mit Ananas

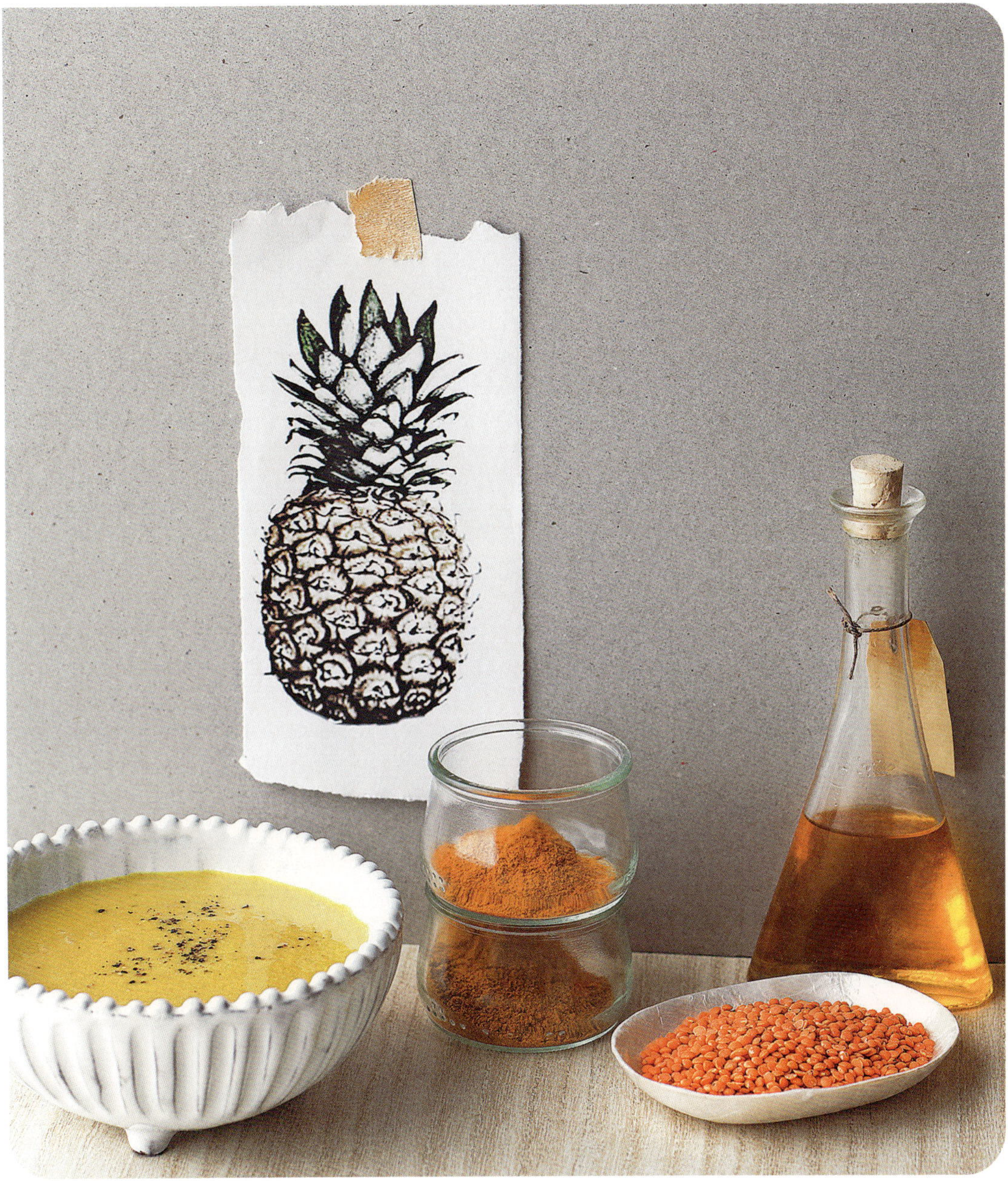

Fastensuppe

Brokkoli-Creme mit Sesam und Kokos

Bestseller

Für 1 Person (2 Teller)

1 kleine Zwiebel • 250 g Brokkoli • ½ Bund Petersilie • 300 ml Gemüsebrühe • 100 ml Kokosmilch • ½ TL Curry • 1 Prise gemahlener Koriander • 1 TL Zitronensaft • Pfeffer • 1–2 TL Sesamsamen

- Zwiebel schälen und würfeln. Brokkoli waschen, putzen und in Röschen teilen. Strunk großzügig schälen und in Stücke schneiden. Petersilie abspülen, trocken schütteln und grob zerschneiden.

- Vorbereitete Zutaten in der Brühe 15 Minuten garen. Alles fein mit dem Stabmixer pürieren. Kokosmilch und Gewürze unterrühren und zugedeckt weitere 5 Minuten köcheln lassen.

- Mit Zitronensaft, Pfeffer und Curry abschmecken, zum Schluss den Sesam daraufstreuen.

Fastensuppe

Rote-Bete-Suppe mit Meerrettich

Bestseller

Für 1 Person (2 Teller)

1 kleine Zwiebel • 1 große Knolle Rote Bete (vorgegart) • 2 gekochte Kartoffeln • 1 EL Olivenöl • 250 ml Gemüsebrühe • 150 ml Rote-Bete-Saft • 2 TL Meerrettich (aus dem Glas) • 1 EL Zitronensaft • Kräutersalz • Pfeffer

- Zwiebel fein würfeln. Rote Bete von der Schale befreien, in Stücke schneiden. Kartoffeln, wenn nötig, pellen, dann würfeln.

- Öl in einem kleinen Topf erhitzen. Zwiebel unter Rühren darin anschwitzen. Rote Bete und Kartoffeln zugeben, kurz mitbraten. Dann mit der Brühe ablöschen und zugedeckt 10 Minuten köcheln lassen.

- Rote-Bete-Saft zugeben. Suppe mit dem Stabmixer fein pürieren. Meerrettich und Zitronensaft zugeben, unterrühren und weitere 5 Minuten köcheln lassen. Mit Kräutersalz und Pfeffer abschmecken und servieren.

Für Entlastungs- und Aufbautage

Rotkohl-Pilz-Suppe mit Petersilie

Für 1 Person (2 Teller)

200 g Rotkohl • 1 nussgroßes Stück Ingwer • 2–3 rosa Champignons (je nach Größe) • 1 EL Kokosöl • 400 ml Gemüsebrühe • Pfeffer, Piment und Anis, gemahlen • 1 EL gehackte Petersilie

- Rotkohl putzen, auf einer guten Reibe fein raspeln oder mit einem Kochmesser in feine Streifen schneiden. Ingwer fein hacken, Pilze putzen und blättrig schneiden.

- Öl in einem kleinen Topf erhitzen. Zunächst den Ingwer andünsten, dann den Kohl zugeben und unter Rühren 5 Minuten anschwitzen.

- Mit der Brühe ablöschen, mit Pfeffer, Piment und Anis würzen. Zugedeckt 25 Minuten köcheln lassen. Pilze in den Teller geben, mit der heißen Suppe übergießen und kurz ziehen lassen. Mit Pfeffer abschmecken. Petersilie daraufstreuen.

Für Entlastungs- und Aufbautage

Rheinische Erbsensuppe

Für 1 Person (2 Teller)

100 g getrocknete Erbsen • 1 kleine Zwiebel • 1 Knoblauchzehe • 1 kleine Stange Lauch • ¼ Sellerieknolle • 1 Kartoffel • 1 EL Olivenöl • 400 ml Gemüsebrühe • 3 Stiele Liebstöckel, fein geschnitten • 1 EL Senf • Kräutersalz • Pfeffer • 2 EL Sojasahne

- Erbsen über Nacht in der dreifachen Menge Wasser einweichen. Am nächsten Tag das Einweichwasser wegschütten und die Erbsen abspülen.

- Zwiebel und Knoblauch würfeln. Lauch in Ringe schneiden. Sellerie und Kartoffel schälen und würfeln.

- Öl in einem Topf erhitzen. Zwiebel und Knoblauch unter Rühren darin anschwitzen. Restliches Gemüse und die Erbsen zufügen und zugedeckt köcheln bis die Erbsen weich sind (ca. 1 Std.).

- Suppe etwas abkühlen lassen und fein pürieren. Mit Senf, Salz und Pfeffer abschmecken. Mit Sojasahne und Liebstöckel anrichten.

Für Entlastungs- und Aufbautage

Feurige Sauerkrautsuppe

Für 1 Person (2 Teller)

- 1 Zwiebel
- 1 Knoblauchzehe
- ½ kleine grüne Paprikaschote
- 1 rote Pfefferschote
- 1 mittelgroße Kartoffel
- 100 g frisches Sauerkraut
- 1 EL Olivenöl
- ½ TL scharfes Paprikapulver
- 1 Msp. Cayennepfeffer
- 1 TL Apfeldicksaft
- 350 ml Gemüsebrühe
- 1 EL Tomatenmark
- 50 g Kidneybohnen (Glas)
- Kräutersalz
- Pfeffer
- 2 EL gehackte Petersilie

● Zwiebel und Knoblauch abziehen und fein würfeln. Paprika putzen, waschen und in kleine Stücke schneiden. Pfefferschote der Länge nach halbieren, die scharfen Kerne und die Trennwände entfernen, die Schote kalt abspülen und in Streifen schneiden. Kartoffel schälen, waschen und in kleine, mundgerechte Stücke schneiden. Sauerkraut auf ein Sieb geben, kalt abspülen und abtropfen lassen.

● Öl erhitzen und zunächst die Zwiebel- und die Knoblauchwürfelchen darin glasig dünsten. Dann Paprikastücke, Pfefferschote, Paprikapulver, Cayennepfeffer und die Kartoffelstücke zugeben und kurz mit anbraten. Die Hitze reduzieren, Sauerkraut und Apfeldicksaft hinzufügen und alles ca. 5 Min. andünsten.

● Gemüsebrühe angießen, kurz aufkochen lassen und bei mittlerer Hitze ca. 15–20 Min. köcheln lassen, bis die Kartoffelstücke gar sind. Tomatenmark und Kidneybohnen zugeben und die Suppe erneut aufkochen lassen. Mit Salz und Pfeffer abschmecken. Petersilie unterziehen.

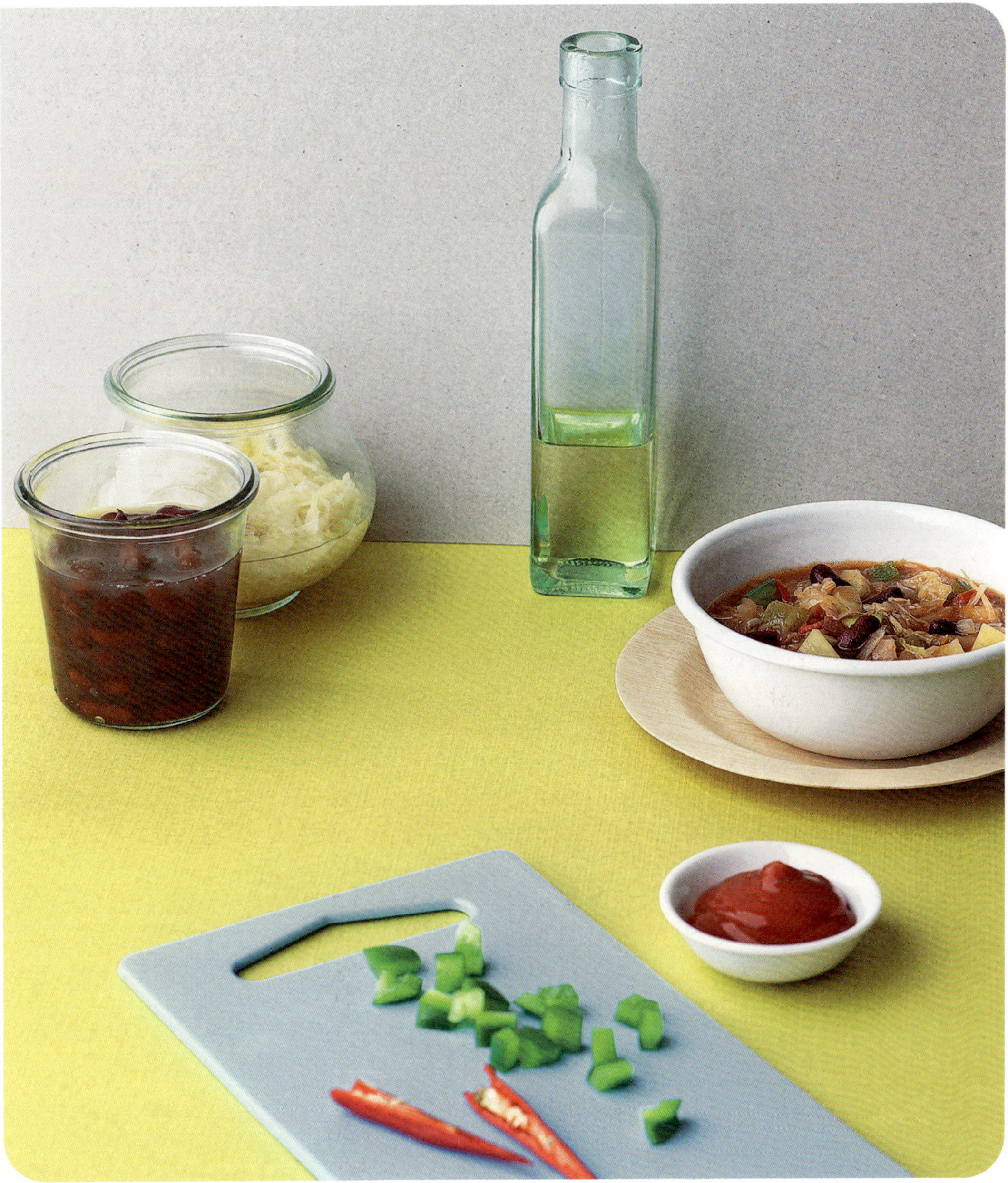

Fastensuppe

Bunte Gemüsecremesuppe

Für 1 Person (2 Teller)

- 1 mittelgroße Möhre
- 1 kleines Stück Kohlrabi (ca. 100 g)
- 1 kleines Stück Sellerie (ca. 100 g)
- ¼ Stange Lauch
- 1 Tomate
- 350 ml Gemüsebrühe
- Kräutersalz
- Pfeffer
- Muskatnuss
- je 1 TL Kerbel, Petersilie und Schnittlauch, gehackt

● Möhre, Kohlrabi und Sellerie putzen, schälen und klein schneiden. Lauch putzen, gründlich waschen und in kleine Ringe schneiden. Tomate waschen, Strunk entfernen, häuten und klein schneiden.

● Gemüse in der Brühe bei mittlerer Hitze zugedeckt ca. 12 Min. garen. Anschließend pürieren und mit Salz, Pfeffer und Muskatnuss abschmecken. Mit Kerbel, Petersilie und Schnittlauch bestreut servieren.

Tipp Eine leckere Gemüsecreme ist die ideale Suppe für den Alltag und einen Basentag zwischendurch. Gemüse als stärkster Basenbildner neutralisiert die Säuren, die im hektischen, stressigen Alltag vermehrt anfallen.

Fastensuppe

Schlankes Blumenkohl-Brokkoli-Süppchen

Für 1 Person (2 Teller)

¼ Blumenkohl • 1 kleiner Brokkoli • 450 ml Gemüsebrühe • Muskatnuss • Pfeffer • Kräutersalz • 1 EL gehackter Kerbel oder gehackte Petersilie

- Blumenkohl und Brokkoli waschen, in Röschen brechen und die Stiele klein schneiden. In der kochenden Gemüsebrühe bei mittlerer Hitze zugedeckt ca. 8 Min. dünsten.
- Im Mixer oder mit dem Pürierstab pürieren. Die Suppe mit reichlich Muskatnuss, Pfeffer und Salz würzen und mit Kerbel oder Petersilie garniert servieren.

Fastensuppe

Edle Lauch-Trüffel-Suppe

Für 1 Person (2 Teller)

½ Stange Lauch • 1 mittelgroße Kartoffel • 450 ml Gemüsebrühe • Kräutersalz • Pfeffer • Muskatnuss • 1–2 TL Trüffelöl (oder Olivenöl)

- Lauch putzen, der Länge nach aufschneiden, waschen und in halbe Ringe schneiden. Kartoffel schälen und in kleine Würfel schneiden.
- Kartoffel und Lauchringe in der Gemüsebrühe bei mittlerer Hitze ca. 15 Min. garen. Anschließend pürieren und mit den Gewürzen abschmecken. Vor dem Servieren das Trüffelöl unterziehen.

Fastensuppe

Rote Zwiebelsuppe mit Orange

Für 1 Person (2 Teller)

2 mittelgroße rote Zwiebeln • 1 Knoblauchzehe • 1 EL Olivenöl • 1 kleine mehligkochende Kartoffel • 350 ml Gemüsebrühe • ½ TL Kräutersalz • Pfeffer • Saft einer Orange (ca. 100 ml)

- Zwiebeln abziehen und in dünne Scheiben schneiden. Knoblauchzehe pressen. Zwiebel und Knoblauch im heißen Öl bräunen.
- Kartoffel schälen, waschen, würfeln und zu den Zwiebeln geben. Mit der Brühe ablöschen, Kräutersalz zugeben und bei mittlerer Hitze ca. 15 Min. kochen.
- Suppe pürieren und mit Pfeffer und Orangensaft fruchtig abschmecken.

Fastensuppe

Feine Erbsen-Kräuter-Suppe

Für 1 Person (2 Teller)

250 g Erbsen (frisch oder tiefgekühlt) • 400 ml Gemüsebrühe • je ½ Bund Petersilie und Schnittlauch • ½ Kästchen Kresse • 50 ml Sojasahne • Kräutersalz • Pfeffer

- Erbsen verlesen und waschen. In der Gemüsebrühe zugedeckt bei mittlerer Hitze ca. 15 Min. garen.
- Petersilie, Schnittlauch und Kresse waschen und grob zerkleinern. Kräuter, Erbsen und Brühe im Mixer fein pürieren.
- Sojasahne zugeben und die Suppe erwärmen. Mit Kräutersalz und Pfeffer abschmecken.

» Feine Erbsen-Kräuter-Suppe

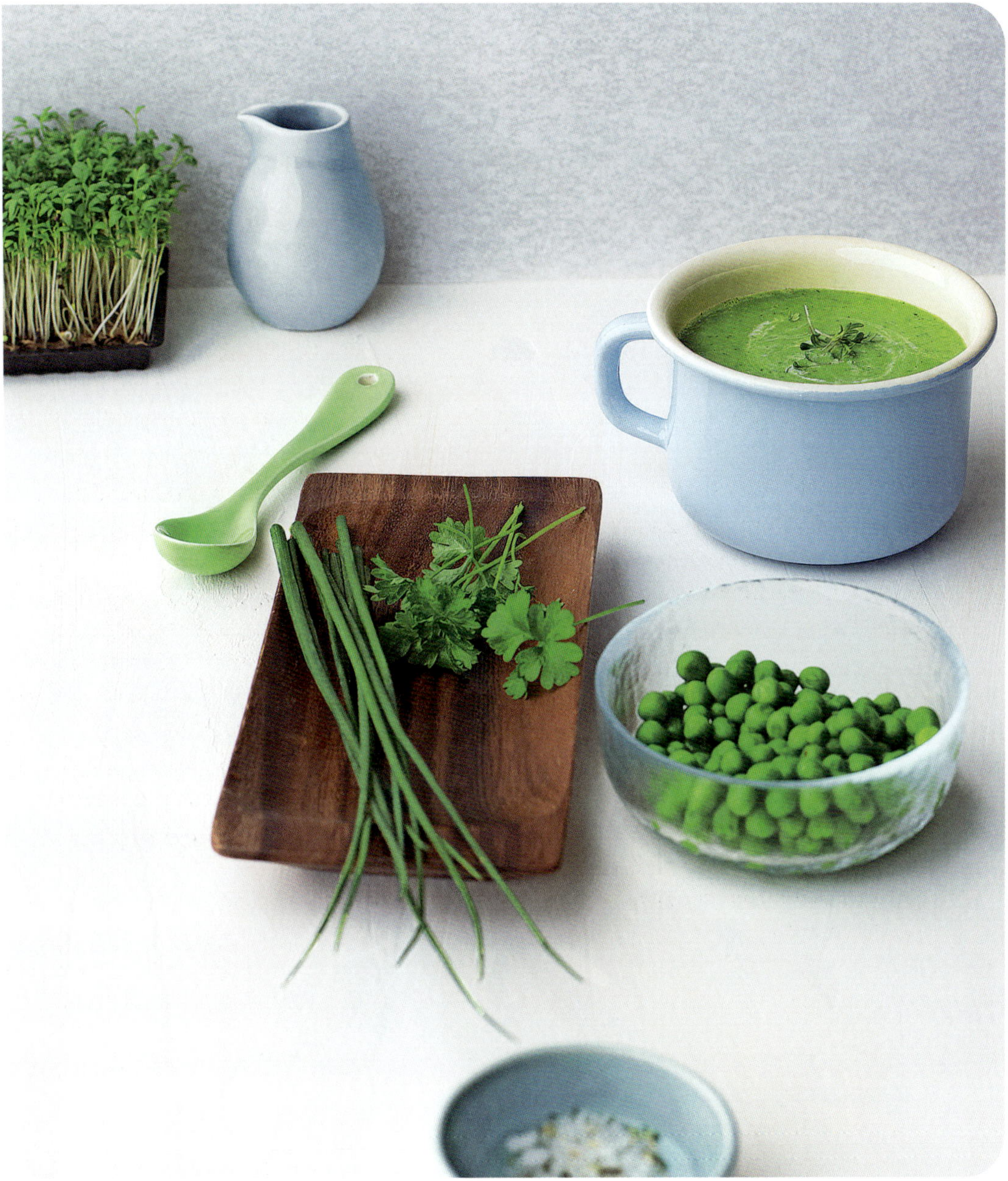

Fastensuppe

Pikante Paprikasuppe

Für 1 Person (2 Teller)

1 rote Paprikaschote • 1 gelbe Paprikaschote • 1 Zwiebel • 1 Knoblauchzehe • 1 EL Olivenöl • 1 kleine Kartoffel • 350 ml Gemüsebrühe • Kräutersalz • Pfeffer • 1 Prise Paprikapulver

- Paprikaschoten putzen, waschen und in kleine Stücke schneiden. Zwiebel und Knoblauchzehe abziehen, fein würfeln und im heißen Öl glasig dünsten. Paprikawürfel zugeben und kurz mit anbraten. Kartoffel schälen, waschen, würfeln und ebenfalls zugeben.

- Mit Gemüsebrühe ablöschen und kurz aufkochen lassen. Bei mittlerer Hitze zugedeckt ca. 15 Min. garen, anschließend pürieren und mit den Gewürzen pikant abschmecken.

Für Entlastungs- und Aufbautage

Weiße Zwiebelsuppe mit Croûtons

Für 1 Person (2 Teller)

2 mittelgroße weiße Zwiebeln • 1 Knoblauchzehe • 1 EL Olivenöl • 400 ml Gemüsebrühe • ½ TL Kräutersalz • 1 Lorbeerblatt • Pfeffer • 1 Scheibe Dinkelvollkornbrot

- Zwiebeln abziehen und in dünne Scheiben schneiden. Knoblauch pressen. Beides im heißen Öl anbräunen.

- Mit der Brühe ablöschen, Kräutersalz und Lorbeerblatt zugeben und das Ganze bei mittlerer Hitze ca. 5 Min. dünsten. Suppe mit Pfeffer abschmecken.

- Brot anrösten, würfeln und über die Suppe streuen.

» Weiße Zwiebelsuppe mit Croûtons

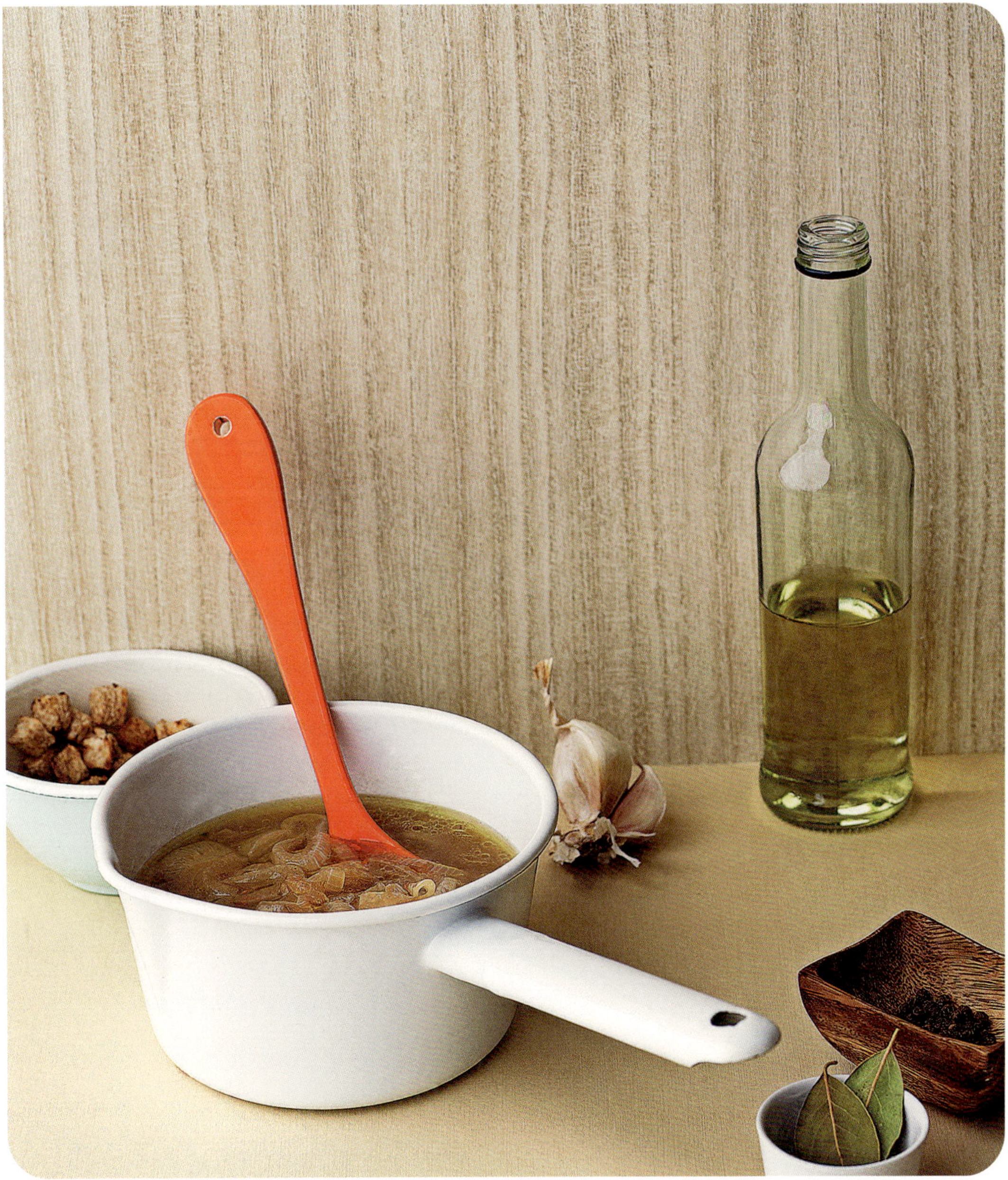

Fastensuppe

Fenchel-Mango-creme-Suppe

Für 1 Person (2 Teller)

1 kleine Fenchelknolle • ½ sehr reife Mango • 350 ml Gemüsebrühe • 1 TL Rohrzucker • Kräutersalz • Muskatnuss • 1 EL Kartoffelmehl

- Fenchel putzen, den Strunk herausschneiden, waschen und in feine Streifen schneiden. Mango schälen, das Fruchtfleisch würfeln. Einige Mangowürfel und das Fenchelgrün beiseitelegen.

- Fenchelstreifen und restliche Mangowürfel in der Brühe in ca. 12 Min. gar kochen. Die Suppe pürieren und mit Muskat, Salz und Zucker abschmecken.

- Kartoffelmehl mit etwas kaltem Wasser anrühren, in die Suppe geben und noch einmal kurz aufkochen lassen. Mit Mangowürfeln und Fenchelgrün garnieren.

Fastensuppe

Würzige Tomatensuppe

Für 1 Person (2 Teller)

1 große Fleischtomate • 1 Zwiebel • 1 Knoblauchzehe • 1 EL Olivenöl • 1 TL Apfel- oder Birnendicksaft • je 1 TL getrocknetes Basilikum und getrockneter Oregano • 300 ml Gemüsebrühe • 1 EL Kartoffelmehl • Kräutersalz • Pfeffer • ein paar Blätter frisches Basilikum

- Tomate vom Stiel befreien, kurz in kochendes Wasser tauchen, häuten und klein schneiden. Zwiebel und Knoblauchzehe abziehen, würfeln und im heißen Öl glasig dünsten. Dicksaft, Tomaten, Basilikum und Oregano zugeben und kurz mit anschmoren.

- Mit der Brühe ablöschen und ca. 10 Min. garen. Kartoffelmehl mit etwas kaltem Wasser anrühren, zufügen, 2 Min. aufkochen lassen und pürieren.

- Suppe mit Kräutersalz und Pfeffer abschmecken. Zum Schluss mit dem Basilikum garnieren.

Fastensuppe

Grüne Basis-Suppe

Für 1 Person (2 Teller)

- 1 große Salatgurke
- 1 Kartoffel
- 350 ml Gemüsebrühe
- Kräutersalz

Grundrezept:

- Gurke waschen und in Stücke schneiden. Kartoffel schälen, waschen und würfeln.
- Gurken- und Kartoffelstücke in der Gemüsebrühe bei mittlerer Hitze ca. 15 Min. garen. Anschließend pürieren und mit Kräutersalz abschmecken.

Varianten:

- 1 großen Apfel schälen, entkernen und in Würfel schneiden. Apfel in etwas Öl andünsten, zur Suppe geben und pürieren.
- 1 reife Avocado halbieren, Fruchtfleisch aus der Schale löffeln und mit der gedünsteten Gurke und dem Saft von ½ Zitrone pürieren.
- 1 kleine Stange Lauch waschen, in schmale Ringe schneiden und in etwas Gemüsebrühe garen, zur Suppe geben und pürieren. Mit reichlich Muskat abschmecken.
- 1 mittelgroße Möhre putzen, schälen und raspeln. Möhrenraspel zur Suppe geben und 5 Min. darin garen.
- 100 g Tiefkühlerbsen in ein Sieb geben und heiß abspülen. Erbsen zur Suppe geben, 5 Min. darin garen und pürieren.
- 1–2 EL Sojasahne zugeben.
- 1 kleine Staude Brokkoli in Röschen zerteilen, Stiel abschälen und klein schneiden. Brokkoli in etwas Gemüsebrühe garen, zur Suppe geben und pürieren.
- 3 EL frische gehackte Gartenkräuter wie Schnittlauch, Petersilie, Dill, Kerbel, Kresse in die Suppe geben und pürieren.

Fastensuppe

Rote Linsensuppe

Für 1 Person (2 Teller)

1 kleine Zwiebel • 1 EL Olivenöl • 1 mittelgroße Möhre • ½ rote Paprikaschote • 1 kleine Kartoffel • 80 g rote Linsen • 400 ml Gemüsebrühe • ½ TL Kräutersalz • 1 TL Zitronensaft

- Zwiebel abziehen, in Würfel schneiden und im heißen Olivenöl andünsten. Möhre schälen und grob raspeln. Paprika putzen, waschen und in Streifen schneiden. Kartoffel schälen, waschen und in Würfel zerteilen.

- Linsen, Möhrenraspel, Paprikastreifen und Kartoffelwürfel zugeben, kurz andünsten und mit Gemüsebrühe aufgießen. Mit Kräutersalz würzen und anschließend ca. 25 Min. köcheln lassen.

- Vor dem Servieren mit Zitronensaft abschmecken und pürieren.

Fastensuppe

Süßkartoffelsuppe mit Kokos und Ingwer

Bestseller

Für 1 Person (2 Teller)

1 mittelgroße Süßkartoffel • 2 Möhren • 1 Zwiebel • 1 EL Olivenöl • 300 ml Gemüsebrühe • 100 ml Kokosmilch • etwas geriebener Ingwer • Kräutersalz

- Süßkartoffel putzen, schälen und in kleine Würfel schneiden. Möhren waschen, putzen und in Scheiben schneiden. Zwiebel abziehen und fein würfeln. Öl in einem Topf erhitzen und die Zwiebelwürfel darin glasig dünsten.

- Süßkartoffelwürfel und Möhrenscheiben zugeben und kurz mit anbraten. Mit Gemüsebrühe ablöschen. Das Ganze zugedeckt bei mittlerer Hitze ca. 15 Min. garen. Kokosmilch und Ingwer zufügen und anschließend pürieren. Mit Kräutersalz abschmecken.

» Süßkartoffelsuppe mit Kokos und Ingwer

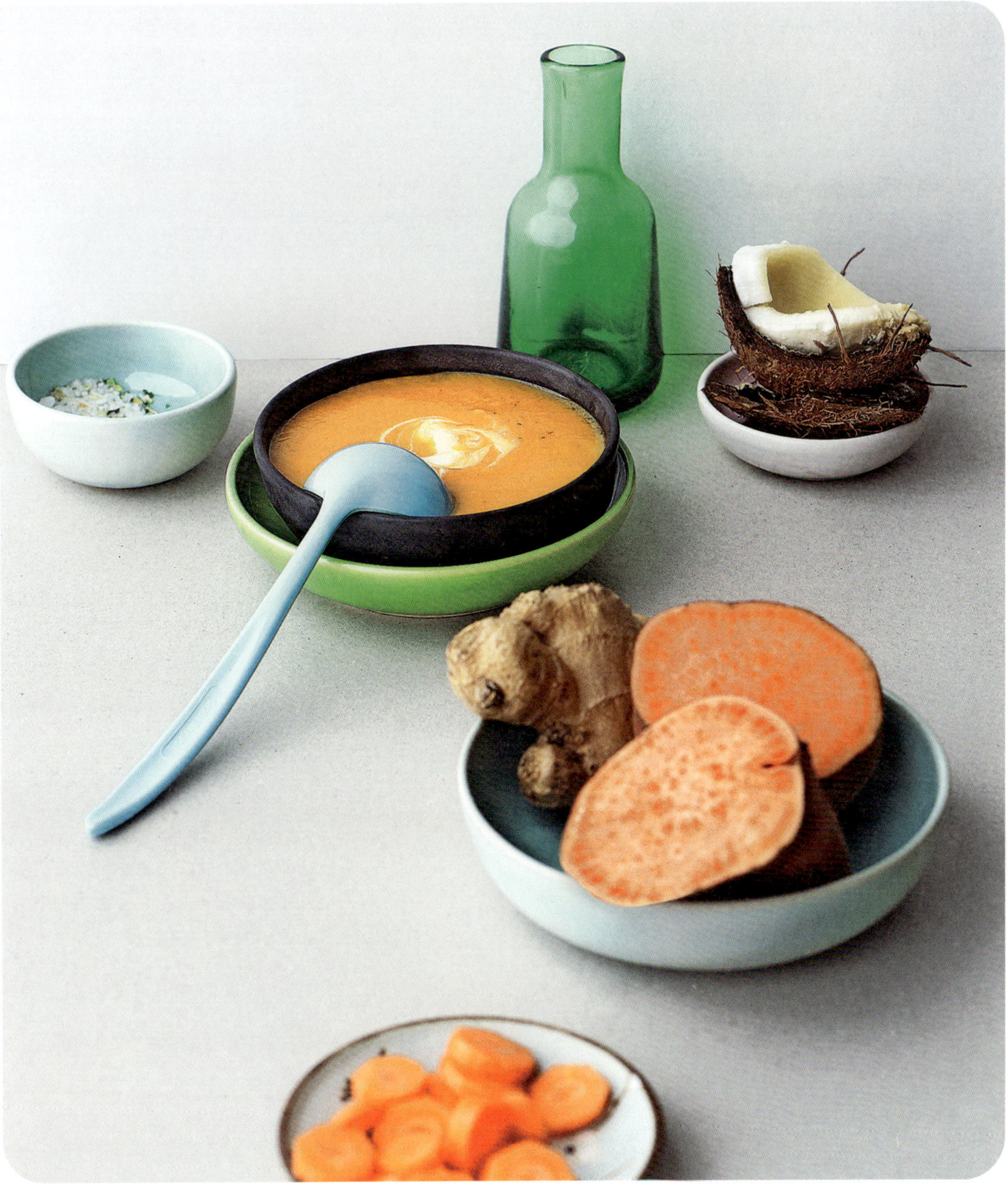

Fastensuppe

Kartoffel-Knoblauch-Suppe

Für 1 Person (2 Teller)

2 Knoblauchzehen • 2 mittelgroße Kartoffeln • 1 EL Olivenöl • 450 ml Gemüsebrühe • 1 Lorbeerblatt • Kräutersalz • geriebene Muskatnuss

- Knoblauch zerdrücken, Kartoffeln schälen und klein würfeln. Knoblauch und Kartoffeln im Öl andünsten.
- Mit Brühe ablöschen. Lorbeerblatt und Gewürze zugeben und 15 Min. bei milder Hitze garen. Einige Kartoffelstückchen zum Garnieren zurückbehalten, restliche Suppe pürieren.

Fastensuppe

Asia-Suppe

Für 1 Person (2 Teller)

1 mittelgroße Zwiebel • 1–2 cm Ingwerwurzel • ½ reife Mango • 1 kleine, reife Banane • 1 EL Sesamöl (oder Olivenöl) • 350 ml Gemüsebrühe • 50 ml ungesüßte Kokosmilch • 1 TL Sojasauce • 2 EL Sojabohnensprossen (nach Geschmack)

- Zwiebel abziehen und fein würfeln. Ingwerwurzel schälen und in dünne Scheiben schneiden. Mango und Banane schälen, das Mangofruchtfleisch um den Kern herum abschneiden und die Banane in Scheiben schneiden.
- Öl erhitzen und die Zwiebel mit den Früchten und dem Ingwer andünsten. Mit Brühe und Kokosmilch ablöschen und ca. 5 Min. dünsten. Pürieren und mit Sojasauce abschmecken.
- Sprossen in einem Sieb kalt abspülen, abtropfen lassen und auf die Suppe geben.

» Asia-Suppe

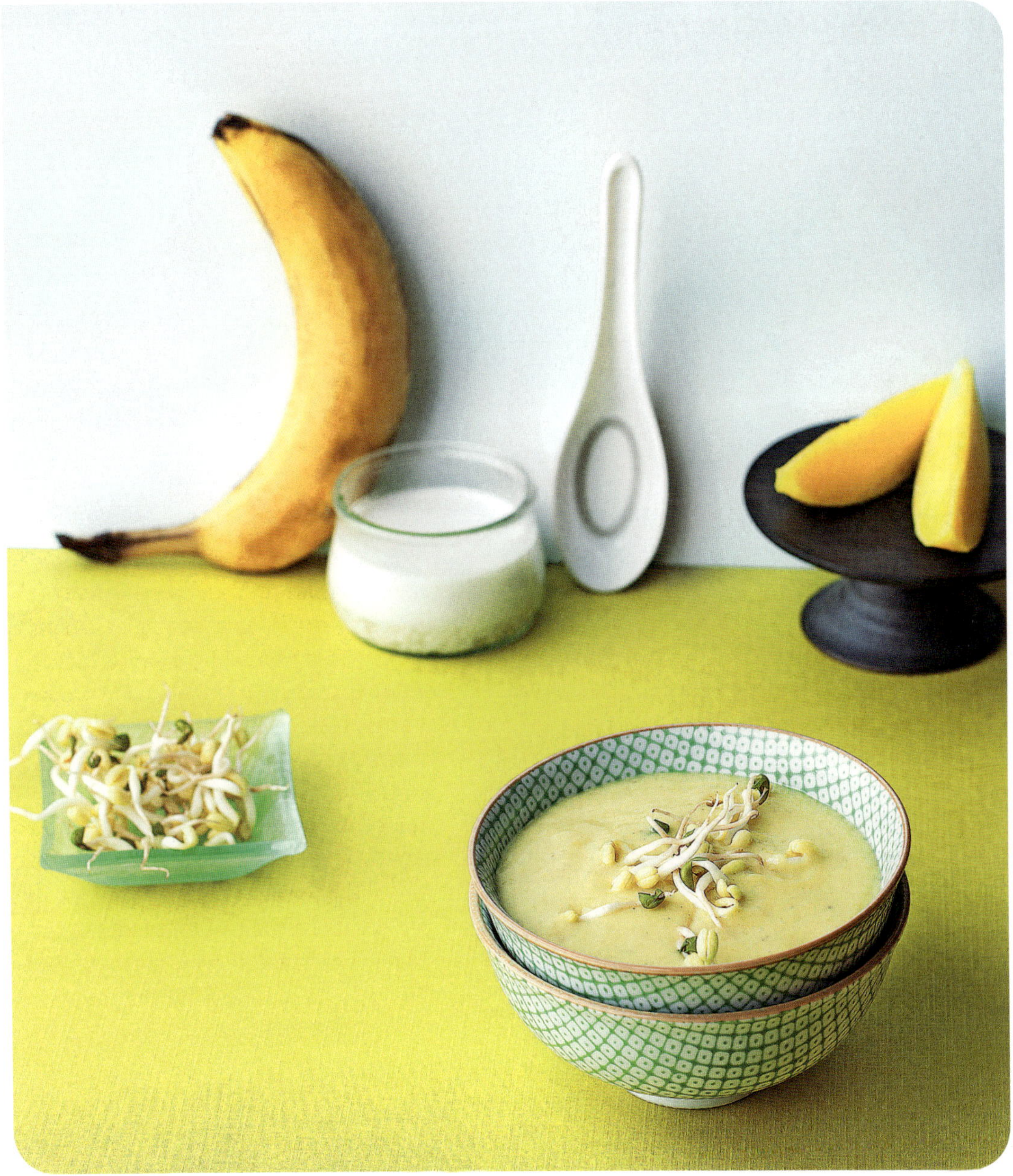

Fastensuppe

Fruchtige Möhren-Orangen-Suppe

Bestseller

Für 1 Person (2 Teller)

1 kleine Zwiebel • 1 EL Olivenöl • 1 EL Apfeldicksaft • 1 TL Currypulver • 3 Möhren • 1 Bio-Orange • 350 ml Gemüsebrühe • 1 cm frischer Ingwer • Pfeffer • Kräutersalz

- Zwiebel abziehen, würfeln und im Öl mit Apfeldicksaft und Curry erhitzen. Karamellisieren lassen.

- Möhren schälen, in kleine Stücke schneiden und 2 Min. mit anbraten. Orange waschen, mit einem kleinen Hobel etwas Schale abreiben und zufügen. Mit Brühe ablöschen, zugedeckt bei mittlerer Hitze ca. 10 Min. garen und anschließend pürieren.

- Orange auspressen, 100 ml Saft zur Suppe geben und weitere 2 Min. ziehen lassen.

- Ingwer fein hobeln und unter die Suppe ziehen. Mit Kräutersalz und Pfeffer abschmecken.

Fastensuppe

Feine Rote-Bete-Suppe

Für 1 Person (2 Teller)

1 mittelgroße Rote Bete • 1 kleine Kartoffel • 1 EL Olivenöl • 1 EL Apfeldicksaft • 1 EL Balsamico-Essig • 450 ml Gemüsebrühe • ½ TL Kräutersalz • 1 Lorbeerblatt • 1 EL Schnittlauchröllchen • 1 TL Sojasahne

- Rote Bete und Kartoffel schälen und in kleine Würfel schneiden. Öl mit Apfeldicksaft erhitzen und karamellisieren lassen. Essig und die Gemüsewürfel zugeben und kurz mit anbraten. Mit der Brühe ablöschen und kurz aufkochen lassen.

- Kräutersalz und Lorbeerblatt zugeben und zugedeckt bei mittlerer Hitze ca. 15–20 Min. dünsten. Vor dem Pürieren das Lorbeerblatt herausnehmen. Mit Schnittlauch bestreut servieren und evtl. mit etwas Sojasahne verfeinern.

» Feine Rote-Bete-Suppe

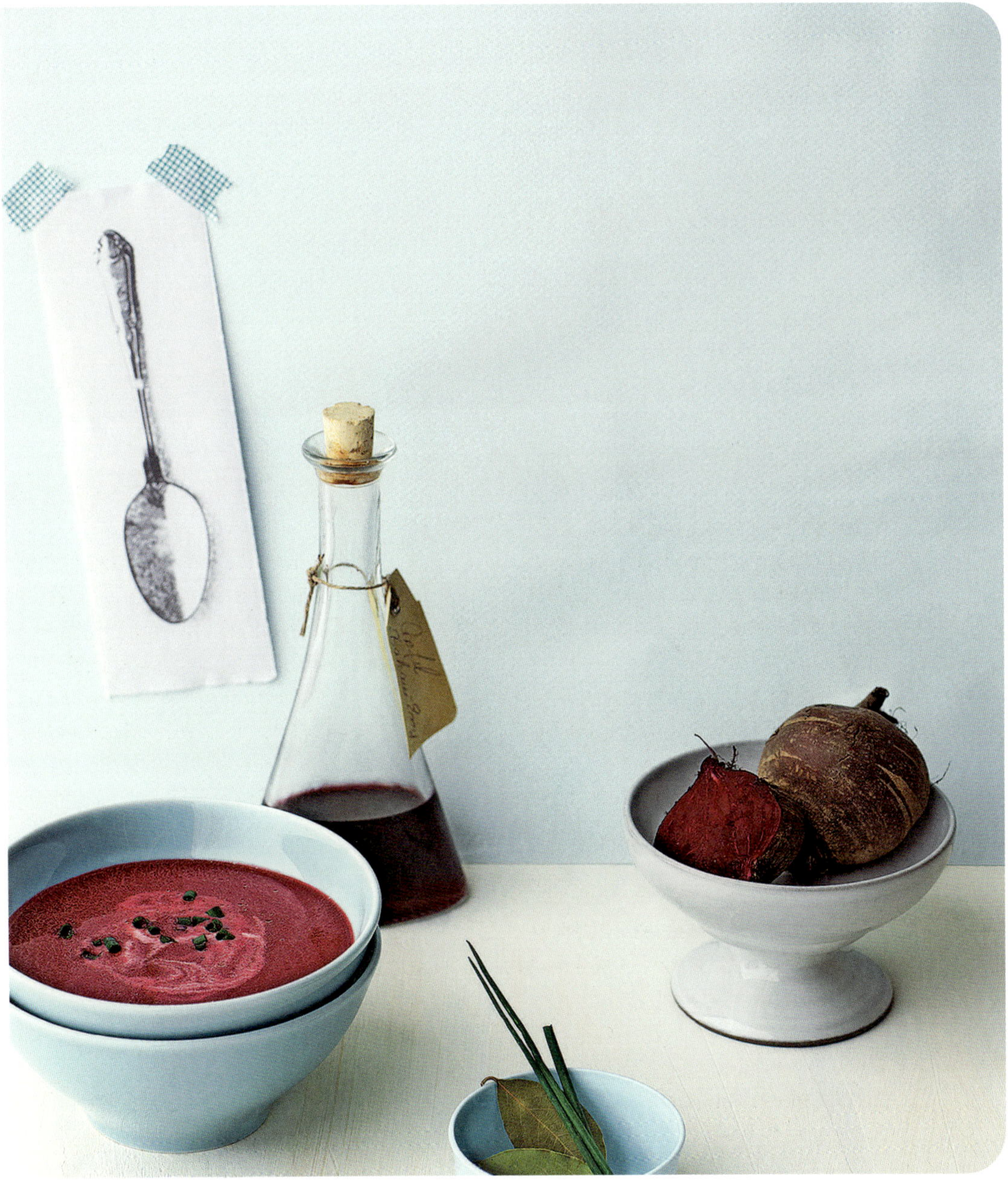

Fastensuppe

Bunte Erbsen-Kartoffel-Suppe

Für 1 Person (2 Teller)

½ kleine Zwiebel • 1 kleine Möhre • 1 mittelgroße Kartoffel • ¼ Sellerieknolle • 1 EL Olivenöl • 400 ml Gemüsebrühe • Kräutersalz • Muskatnuss • weißer Pfeffer • ½ kleine Stange Lauch • 50 g grüne Erbsen (tiefgekühlt) • 1 EL gehackter Schnittlauch

- Zwiebel abziehen und fein würfeln. Möhre, Kartoffel und Sellerie schälen, waschen und in kleine Würfel zerteilen. Zwiebelwürfel im heißen Öl andünsten, Gemüsewürfel zugeben, kurz mitdünsten und mit der Brühe ablöschen. Mit Kräutersalz, Muskat und Pfeffer würzen. Das Ganze zugedeckt bei mittlerer Hitze ca. 10 Min. garen.

- Lauch putzen, in schmale Ringe schneiden und gründlich waschen. Erbsen in ein Sieb geben und heiß abspülen. Lauchringe und Erbsen in die Suppe geben und weitere 8 Min. köcheln lassen.

- Suppe pürieren und mit Schnittlauch bestreuen.

Für Entlastungs-und Aufbautage

Kürbis-Bohnen-Suppe

Für 1 Person (2 Teller)

1 rote Zwiebel • ½ Knoblauchzehe • 1 EL Olivenöl • 1 Stange Staudensellerie • 1 Kartoffel • ½ kleiner Hokkaido-Kürbis (ca. 250 g) • 350 ml Gemüsebrühe • ½ TL Kräutersalz • 100 g weiße Bohnen (Glas) • Salbeiblätter • Pfeffer

- Zwiebel abziehen und in Ringe schneiden. Knoblauchzehe schälen und pressen. Zwiebelringe mit Knoblauch im heißen Olivenöl andünsten.

- Staudensellerie putzen, waschen und quer in feine Streifen schneiden. Kartoffel schälen und würfeln. Kürbis waschen und in etwa 2 cm große Stücke schneiden.

- Selleriestreifen, Kartoffel- und Kürbiswürfel kurz mit anschwitzen. Mit Gemüsebrühe ablöschen, Kräutersalz zugeben und das Ganze ca. 10 Min. garen.

- Bohnen und in Streifen geschnittenen Salbei hinzugeben und 10 Min. köcheln lassen. Mit Pfeffer abschmecken.

» Kürbis-Bohnen-Suppe

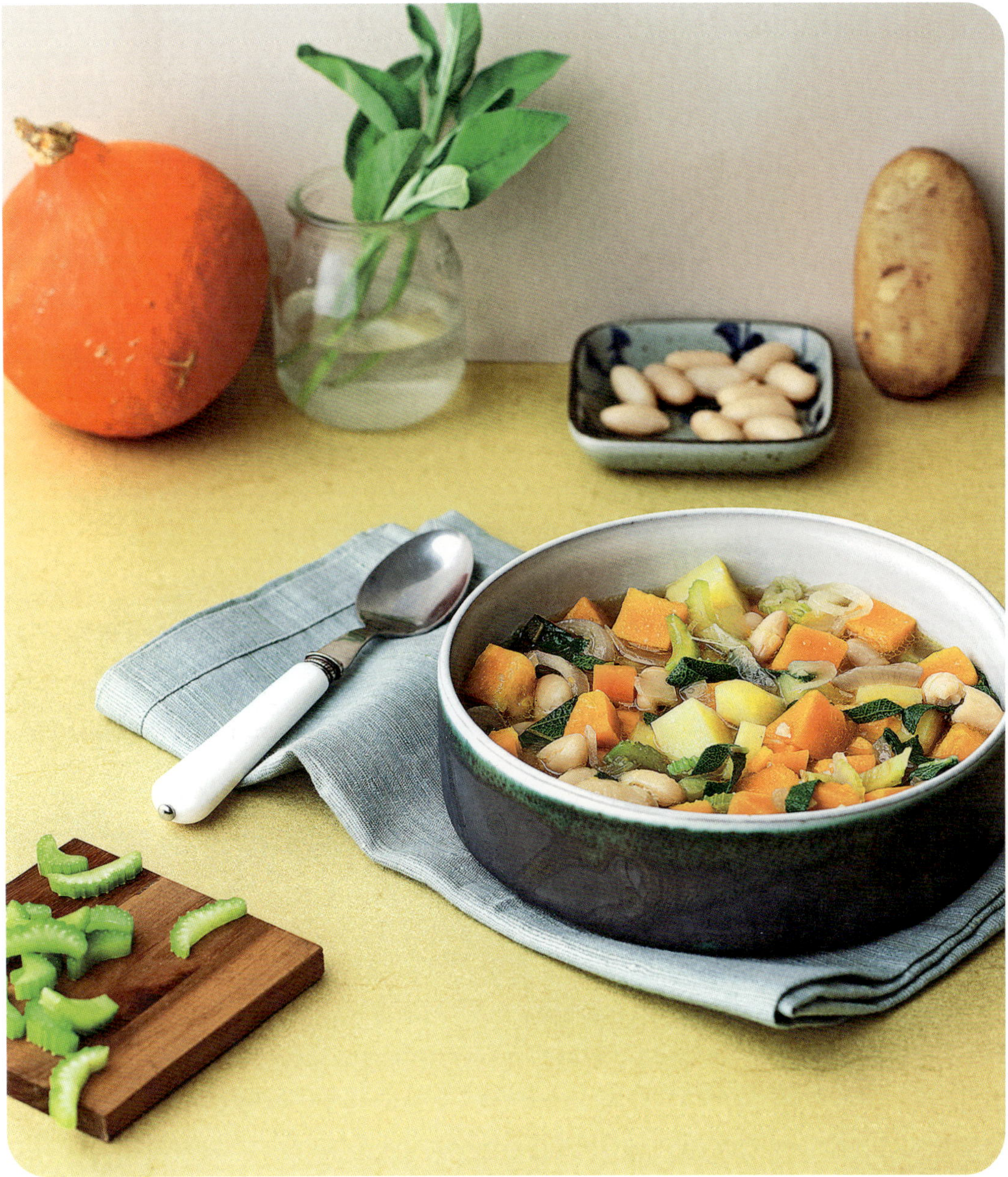

Fastensuppe

Lauchcremesuppe mit Petersilienöl

Für 1 Person (2 Teller)

½ Stange Lauch • 2 kleine Kartoffeln • 450 ml Gemüsebrühe • ½ Bund Petersilie • 1 EL Olivenöl • 2 EL Zitronensaft • Pfeffer • Kräutersalz

- Vom Lauch den weißen Teil verwenden. Gut waschen und in Ringe schneiden. Kartoffeln schälen, waschen und würfeln. Beides in der Gemüsebrühe in ca. 12 Min. gar kochen.

- Die Petersilie gut waschen, trocken schleudern, Stiele entfernen und die Blätter fein hacken (evtl. mit einem Wiegemesser, falls vorhanden). In eine kleine Schüssel geben, mit Öl, Zitronensaft und Gewürzen gut verrühren.

- Suppe pürieren, in einen Teller geben und etwas von dem Petersilienöl unterziehen.

Fastensuppe

Rapunzelsuppe

« (Abbildung auf Seite 23)

Für 1 Person (2 Teller)

1 mittelgroße Kartoffel • 400 ml Gemüsebrühe • 130 g Rapunzel (Feldsalat) • Kräutersalz • Pfeffer • Muskatnuss

- Kartoffel schälen, waschen und würfeln. In der Brühe 10 Min. bei mittlerer Hitze garen.

- Feldsalat putzen, waschen, zu den Kartoffeln geben und 5 Min. mit garen lassen. Dann pürieren.

- Die Suppe mit Kräutersalz, Pfeffer und reichlich geriebener Muskatnuss abschmecken.

Für Entlastungs-und Aufbautage

Kichererbsensuppe

Für 1 Person (2 Teller)

- 1 kleine Zwiebel
- ½ Knoblauchzehe
- 2 EL Olivenöl
- ½ rote Paprika
- 1 kleine Süßkartoffel
- ½ kleine Zucchini
- je 1 Prise Kreuzkümmel-, Paprika-, Currypulver
- Kräutersalz
- 350 ml Gemüsebrühe
- ½ Glas Kichererbsen (Abtropfgewicht ca. 100 g)
- 1 EL Sojasahne
- 1 EL gehackte Petersilie

● Zwiebel und Knoblauch abziehen, klein schneiden und im heißen Öl andünsten.

● Paprika putzen, waschen und in Streifen schneiden. Süßkartoffel schälen und in Würfel zerteilen. Zucchini putzen, waschen und ebenfalls würfeln. Paprikastreifen, Süßkartoffel- und Zucchiniwürfel zugeben und mit Kreuzkümmel, Paprika, Curry und Salz würzen.

● Gemüsebrühe angießen und ca. 10 Min. garen lassen. Anschließend die Kichererbsen zugeben und weitere 10 Min. köcheln lassen.

● Zum Schluss die Sojasahne zugeben und mit Petersilie garnieren.

Die Fatburner-Formel

Mit dem original Suppenfasten nach Moll sind Sie bereits auf dem richtigen Weg zu einem gesunden, entgifteten Körper. Hier noch ein paar Tipps, wie Sie Ihr Wohlfühlgewicht auch langfristig halten können.

Nach neuesten wissenschaftlichen Erkenntnissen ist eine Gewichtsabnahme nur möglich, wenn die Übersäuerung des Stoffwechsels vermieden wird. Ist der Säure-Basen-Haushalt aus dem Lot, weil sich zu viele Säuren im Körper befinden, verändert sich auch der Energiestoffwechsel. Er wird langsamer und träger, die Zellen bekommen nicht mehr das, was sie wirklich brauchen – Energie und Sauerstoff.

Ein Grund dafür ist die mangelnde Enzymaktivität. Die fettverbrennenden Enzyme sind abhängig vom Säuregehalt in der Zelle. Enzyme sind die Zündfunken des Lebens, denn durch sie kommt die Fettverbrennung erst in Gang. Mehrere Tausend Enzyme beschleunigen den Stoffwechsel, indem sie biochemische Reaktionen ankurbeln. Es sind wahre Stoffwechselturbos, aber nur, wenn der Säurewert stimmt. Entsäuern Sie also weiterhin Ihren Stoffwechsel und essen Sie vorwiegend basisch.

Ihr täglicher Speiseplan sollte zu 70 % aus basenbildenden bzw. neutralen und nur zu 30 % aus säurebildenden Lebensmitteln bestehen, damit der Säure-Basen-Haushalt im Gleichgewicht ist. Die Tabelle auf Seite 102 gibt Ihnen einen Überblick, wie die einzelnen Nahrungsmittel in unserem Körper wirken.

Fatburner-Tipps für den Alltag

Folgende Tipps helfen Ihnen, im Alltag auf einen ausgeglichenen Säure-Basen-Haushalt zu achten:

- Essen Sie Gemüse, Salate und Obst, da diese Säuren binden und den Stoffwechsel entsäuern.
- Meiden Sie Limos, Süß- oder Backwaren. Wenn Sie doch welche zu sich nehmen, dann nicht abends.
- Reduzieren Sie eiweißreiche Lebensmittel wie Fleisch, Wurst oder Milchprodukte und essen Sie Fleisch und Wurst nur ein- bis zweimal in der Woche.
- Trinken Sie pro Kilogramm Körpergewicht 30 ml Wasser ohne Kohlensäure, damit die Ausscheidung von Schlacken und Stoffwechselendprodukten über die Nieren funktioniert.
- Setzen Sie bei Kaffee auf säurearmen Kaffee (Bezugsadresse Seite 106).
- Orientieren Sie sich an der Mittelmeerküche mit viel Gemüse, Salaten, Reisgerichten, Fisch und gutem Öl.
- Verwenden Sie Oliven-, Raps-, Leinöl. Diese Öle sind gut für Herz und Kreislauf und werden im Körper für lebenswichtige Funktionen verwendet (Bezugsadresse Seite 106).
- Verzichten Sie auf Sonnenblumen-, Distel-, Maiskeim- und Traubenkernöl. Diese Öle unterstützen durch ihren hohen Omega-6-Gehalt Entzündungsreaktionen im Körper.
- Verzichten Sie auf Süßstoffe und Light-Produkte, da sie Verbindungen enthalten, die als Neurotransmitter unser Gehirn beeinträchtigen können. Konzentrationsprobleme, Gedächtnisschwierigkeiten usw. können die Folge sein. Verwenden Sie stattdessen sparsam Ayurveda-Zucker, Honig oder Fruchtaufstriche.
- Besorgen Sie sich einen Entsafter und trinken Sie frisch gepresste Säfte. Sie liefern Ihnen alle Vitalstoffe, die Ihr Körper braucht. Zudem kurbeln sie durch den hohen Vitamin-C-Gehalt die Fettverbrennung an.

- Treiben Sie jeden zweiten bis dritten Tag Sport, damit mehr Muskelzellen entstehen und die Fettverbrennung angekurbelt wird.

Gehen Sie Ihren Weg

Nach dem Fasten werden Sie sicherlich ein paar alte Gewohnheiten aufgeben und durch neue, bessere ersetzen. Vielleicht beginnen Sie den Morgen mit Bewegung anstatt mit starkem Kaffee oder Sie schaffen sich kleine Entspannungsinseln, statt die Anspannung mit Zigaretten und Knabberzeug zu kompensieren. Vielleicht trinken Sie im Büro ab sofort einen frisch gepressten Saft, vielleicht melden Sie sich zu einem Yogakurs an. Jeder Impuls, den Sie aus der Suppenfasten-Woche mit in Ihr Leben nehmen, tut Ihnen gut.

Nach dem Fasten ist die Zeit besonders günstig, ausgefahrene Gleise zu verlassen. Denn Sie fühlen sich stark. Sie haben Ihre Komfortzone für zehn Tage verlassen und die neue unbekannte Situation hervorragend gemeistert. Nur wer Althergebrachtes für eine Weile hinter sich lässt, kann auch wachsen. Persönliche Weiterentwicklung findet nur außerhalb unserer Komfortzone statt. Herzlichen Glückwunsch und viel Erfolg für die weiteren Aufgaben, für die ich Ihnen alles erdenklich Gute wünsche!

Säure-Basen-Tabelle (nach Ralf Moll, 2013)

Säurebildende Lebensmittel	Neutrale Lebensmittel	Basenbildende Lebensmittel
Milch, Käse, Joghurt, Quark, Fleisch, Geflügel, Wurst, Fisch, Eier, Fertigprodukte, Fertigwürzmittel, Zucker und Süßwaren, Weißmehlprodukte, Fast Food, Light-Produkte	Butter, Sahne, saure Sahne	Kartoffel(-gerichte), Obst (in reifem Zustand) und Gemüse, milchsaures Gemüse (z. B. Sauerkraut), Salate, Hülsenfrüchte, Vollkorngetreide(-produkte), Naturreis, Soja/Tofu und deren Produkte
Kaffee, schwarzer Tee, alkoholische Getränke, Limonaden	Wasser ohne Kohlensäure, säurearmer Kaffee	frisch gepresste Gemüsesäfte, Sojadrink, Sojasahne
raffinierte Fette (Margarine, hoch erhitzte Speiseöle)	native Bio-Öle: Lein-, Raps-, Walnuss-, Oliven-, Kürbiskern-, Hanföl	frische Kräuter und Gewürze, Nüsse und Samen, Trockenfrüchte

Service

Sachverzeichnis

A
Alkohol 53
Arachidonsäure 20, 21
Aufbautage 52, 53
Ausdauersport 24

B
Basen 16
Basenbad 43
Bewegung 14, 15, 22, 24, 102
Blitz-Yoga 44
Blut 20
Brottrunk 28, 30
Bürstenmassagen 31

C
Cellulite 16
Chlorella-Alge 29

D
Darm 16, 18, 28
Darm-Leber-Vergiftung 17
Darmreinigung 30
Diät 12, 16

E
Einlauf 21, 30
Entlastungstage 38, 41
Entzündungsstoffe 20, 21
Enzyme 20, 100

F
Fastenbrechen 53
Fastenpaket 27
Fastenrituale 28, 30
Fastentage 38
Fatburner-Formel 100
Fatburner-Säfte 20
Fatburner-Suppenwoche 54
Fatburner-Tipps 101
Figurstraffung 14
Frühstücksvarianten 39
Fußbad 48

G
Gesichtsmaske 28
Gewicht 16, 38, 100
Gewürztee 21
Glaubersalz 30
Glucagon 15, 43
Glückshormone 14, 43
Grüner Tee 21

H
Haut 28
Heilfasten 13

I
Insulin 14, 15, 17
Irrigator 30

K
Kalium 16
Kohlenhydrate 14, 15
Kopfschmerz 21, 31
Kreislaufprobleme 45
Küchengeräte 27

L
Laufen 24
Leberwickel 31
Lippen, trockene 48
Lymphe 29

M
Massage 13, 50
Muskeln 22

O
Öle 20, 101

S
Sauna 13, 49
Säure-Basen-Haushalt 29, 100
Säure-Basen-Tabelle 102
Schlacken 16
Sport 22, 24, 102
Süßstoffe 101

T
Teesorten 43, 46, 47
Tonerde 28
Trinken 20, 21
Trockenbürsten 31

U
Übersäuerung 16, 100

V
Vitalstoffe 15
Vorbereitungen 26

W
Wasser 20
Wechselduschen 31
Wohlfühlgewicht 13, 100

Rezeptverzeichnis

A

Apfel-Wirsing-Suppe 72
Asia-Suppe 92

B

Bärlauchsuppe 72
Basis-Suppe, grüne 89
Basis-Suppe, rote 68
Blitz, gelber 34
Blitz, grüner 34
Blitz, roter 34
Blumenkohl-Brokkoli-Süppchen, schlankes 83
Brokkoli-Creme mit Sesam und Kokos 78

C

Champignoncremesuppe 64

D

Durchblick-Drink 49

E

Erbsen-Kartoffel-Suppe, bunte 96
Erbsen-Kräuter-Suppe, feine 84

F

Fastensuppen
- Apfel-Wirsing-Suppe 72
- Asia-Suppe 92
- Bärlauchsuppe 72
- Basis-Suppe, grüne 89
- Basis-Suppe, rote 68
- Blumenkohl-Brokkoli-Süppchen, schlankes 83
- Brokkoli-Creme mit Sesam und Kokos 78
- Champignoncremesuppe 64
- Erbsen-Kartoffel-Suppe, bunte 96
- Erbsen-Kräuter-Suppe, feine 84
- Fenchel-Kräuter-Suppe 62
- Fenchel-Mangocreme-Suppe 88
- Fruchtsuppe, warme 70
- Gemüsecremesuppe, bunte 82
- Kartoffel-Knoblauch-Suppe 92
- Kartoffel-Möhren-Suppe, scharfe 73
- Kartoffelsuppe mit Spinat 74
- Kartoffel-Zucchini-Kräuter-Suppe 76
- Kürbiscremesuppe 69
- Lauchcremesuppe mit Petersilienöl 98
- Lauch-Trüffel-Suppe, edle 83
- Linsen-Curry-Suppe mit Ananas 76
- Mais-Schaumsüppchen 9
- Möhren-Orangen-Suppe, fruchtige 94
- Paprikasuppe, pikante 86
- Rapunzelsuppe 98
- Rote-Bete-Suppe, feine 94
- Rote-Bete-Suppe mit Meerrettich 78
- Rote Linsensuppe 90
- Spargelsuppe 73
- Steckrüben-Möhren-Suppe, feine 66
- Süßkartoffel-Feigen-Suppe 8
- Süßkartoffelsuppe mit Kokos und Ingwer 90
- Tomatensuppe, exotische 69
- Tomatensuppe, würzige 88
- Zucchinisuppe, italienische 67
- Zwiebelsuppe mit Orange, rote 84

Fitmacher-Drink 41
Fitmacher-Müsli 38

Frühstückssuppen
- Fruchtsuppe mit Aprikosen und Pflaumen, warme 70
- Fruchtsuppe mit Granatapfel, warme 70
- Hafercremesuppe, herzhafte 60
- Hafersuppe, süße 60

G

Gemüsecremesuppe, bunte 82
Gemüsesaft, bunter 50

Getränke
- Ananas-Beeren-Smoothie 44
- Blitz, grüner 34
- Blitz, roter 34
- Durchblick-Drink 49
- Fatburner-Enzym-Cocktail 40
- Fitmacher-Drink 41
- Gemüsesaft, bunter 50
- Gewürztee 21
- Ingwer-Blitz 35
- Relax-Drink 48
- Sommer-Blitz 35
- Spinat-Apfel-Paprika-Drink 46
- Winter-Blitz 35

H

Hafercremesuppe, herzhafte 60
Hafersuppe, süße 60

I

Ingwer-Blitz 35

K

Kartoffel-Knoblauch-Suppe 92
Kartoffel-Möhren-Suppe, scharfe 73
Kartoffelsuppe mit Spinat 74

Kartoffel-Zucchini-Kräuter-Suppe 76
Kichererbsensuppe 99
Kidneybohnen-Chili-Suppe 62
Kürbis-Bohnen-Suppe 96
Kürbiscremesuppe 69

L

Lauchcremesuppe mit Petersilienöl 98
Lauch-Trüffel-Suppe, edle 83
Linsen-Curry-Suppe mit Ananas 76
Linsensuppe, rote 90

M

Minestrone mit Polentaklößchen 64
Möhren-Orangen-Suppe, fruchtige 94

P

Paprikasuppe, pikante 86

R

Rapunzelsuppe 98
Reisflocken-Kokos-Suppe 8
Relax-Drink 48
Rheinische Erbsensuppe 79
Rote-Bete-Suppe, feine 94
Rote-Bete-Suppe mit Meerrettich 78
Rotkohl-Pilz-Suppe mit Petersilie 79

S

Sauerkrautsuppe, feurige 80
Sommer-Blitz 35
Spargelsuppe 73
Spinat-Apfel-Paprika-Drink 46
Steckrüben-Möhren-Suppe, feine 66
Suppen für Entlastungs- und Aufbautage
– Kidneybohnen-Chili-Suppe 62
– Minestrone mit Polentaklößchen 64
– Sauerkrautsuppe, feurige 80
– Zwiebelsuppe, weiße, mit Croûtons 86
Süßkartoffel-Feigen-Suppe 8
Süßkartoffel-Kokos-Suppe 90

T

Tomatensuppe, exotische 69
Tomatensuppe, würzige 88

W

Winter-Blitz 35

Z

Zucchinisuppe, italienische 67
Zwiebelsuppe, rote, mit Orange 84
Zwiebelsuppe, weiße, mit Croûtons 86

Mehr von Ralf Moll

Tipps und Infos zum Fasten und zu gesunder Ernährung

Ralf Moll Fastenseminare
Leitung: Dipl.oec.troph. Ralf Moll

Die Ralf Moll Fastenseminare bieten das einzigartige Suppen-, Früchte- und Saftfasten als Fastenwandern an – ganzjährig im Schwarzwald und zusätzlich in der Toskana.

Fastenzentrum Ralf Moll
Birkhaldenstr. 29
72172 Sulz a. Neckar
Tel.: 07454 92790
Fax: 07454 92791
E-Mail: info@typfasten.de
www.typfasten.de
www.Ralf-Moll.de

Online-Fasten- & Coaching-Angebote von Ralf Moll: Fasten und gesünder Essen mit Ralf Moll geht jetzt auch ganz einfach von zu Hause.

3-Tage-Online-Blitzfasten:
https://t1p.de/3-Tage-Blitzfasten

Online Fastencoaching für zu Hause, ideal für Berufstätige und alle, die wenig Zeit haben. Das Programm enthält tägliche Fasten- und Motivationsvideos, Yoga- und Gymnastik-Workouts und einen basischen Rezepte-Guide.

Der 120/80 Blutdruck-Guide:
https://t1p.de/Blutdruck-Guide

Mit 14-Tage-Ernährungsplan, vielen blutdrucksenkenden Tipps und täglichem Online-Experten-Chat. Plus Videos und ausführlicher Information zum Thema Blutdruck im Alltag regulieren.

10 Tage Schlank statt sauer Online-Coaching:
https://t1p.de/Schlank-statt-Sauer

Abnehmen und basisch essen leicht gemacht. Ralf Moll und Profikoch Holger Ilg zeigen in ihren inspirierenden Kochvideos, wie man bis zu 6 Kilo in 10 Tagen verlieren kann. Mit basischem Rezeptplan für 10 Tage, täglichen Motivations-Videos, Yoga-Übungen und täglichem Coaching. Plus: 66 lecker-leichte Basenrezepte für die langfristige Ernährungsumstellung.

Fastenhelfer zum Bestellen

Ralf Moll Fastenshop: Säure-Basen-Produkte vor, während und nach der Fastenzeit. Im Fastenshop von Ralf Moll gibt es z. B. Chlorella-Algen, Kristallsalz, ayurvedischen Zucker oder hochwertige Pflanzenöle.
www.fasten-shop.de

Ralf Moll Fastensuppen: Die sechs leckeren Bestseller-Suppen gibt es per Versand direkt nach Hause. Praktisch und bequem.
www.fastensuppen.de

Bücher zum Weiterlesen

Ralf Moll und Benjamin Börner, Voller Energie statt chronisch erschöpft, TRIAS Verlag, Stuttgart, 2021

Ralf Moll und Benjamin Börner, Das 5-Wochen-Programm für ein starkes Immunsystem, TRIAS Verlag, Stuttgart, 2021

Ralf Moll, Typgerecht Intervallfasten, Südwest Verlag, München, 2019

Ralf Moll und Gisela Held, Fasten für Berufstätige, Südwest Verlag, München, 2014

Ralf Moll und Gisela Held, Schlank statt sauer, Südwest Verlag, München, 2011

Bibliografische Information der Deutschen Nationalbibliothek
Die Deutsche Nationalbibliothek verzeichnet diese Publikation in der Deutschen Nationalbibliografie; detaillierte bibliografische Daten sind im Internet über http://dnb.d-nb.de abrufbar.

Programmplanung: Uta Spieldiener
Projektmanagement: Sabine Ilg
Redaktion: Ursula Brunn-Steiner, Vaihingen/Enz
Bildredaktion: Christoph Frick
Umschlaggestaltung: © Thieme
Layout: CYCLUS • Visuelle Kommunikation, Stuttgart

Bildnachweis
Umschlagmotiv und Fotos im Innenteil: © M. Bergmann/Thieme
Autorenfoto: Uwe S. Meschede

4., überarbeitete Auflage 2022

Rüdigerstraße 14, 70469 Stuttgart, Germany
www.trias-verlag.de

Printed in Germany

Satz und Repro: Reemers Publishing Services, Krefeld
Druck: AZ Druck-und Datentechnik, Kempten

Gedruckt auf chlorfrei gebleichtem Papier

ISBN 978-3-432-11601-3

Auch erhältlich als E-Book:
eISBN (ePub) 978-3-432-11602-0

2 3 4 5 6

Wichtiger Hinweis: Wie jede Wissenschaft ist die Medizin ständigen Entwicklungen unterworfen. Forschung und klinische Erfahrung erweitern unsere Erkenntnisse. Ganz besonders gilt das für die Behandlung und die medikamentöse Therapie. Bei allen in diesem Werk erwähnten Dosierungen oder Applikationen, bei Rezepten und Übungsanleitungen, bei Empfehlungen und Tipps dürfen Sie darauf vertrauen: Autoren, Herausgeber und Verlag haben große Sorgfalt darauf verwandt, dass diese Angaben dem Wissensstand bei Fertigstellung des Werkes entsprechen. Rezepte werden gekocht und ausprobiert. Übungen und Übungsreihen haben sich in der Praxis erfolgreich bewährt.

Eine Garantie kann jedoch nicht übernommen werden. Eine Haftung des Autors, des Verlags oder seiner Beauftragten für Personen-, Sach- oder Vermögensschäden ist ausgeschlossen.

Geschützte Warennamen (Warenzeichen®) werden nicht besonders kenntlich gemacht. Aus dem Fehlen eines solchen Hinweises kann also nicht geschlossen werden, dass es sich um einen freien Warennamen handelt.